暮らしに役立つ実用漢字を
170テーマから出題！

〈本書の主なテーマ例〉

・会話でよく使う言い回し
・様々な感情表現
・食材や食べ物、飲み物
・間違いやすい漢字や熟語
・マナーや敬語＆手紙やスピーチ
・季節ごとのことばや季語
・住まいと暮らしのことば
・自然、植物、動物
・県名や地名
・名所や旧跡　　　　　　etc.

1日1ページ・366日で、全4140問!
毎日、楽しく脳トレしましょう!

はじめに

脳を元気にする漢字問題に取り組みましょう

東北大学教授　川島隆太

本書の漢字問題で脳が活性化！

私が取り組んでいる「脳イメージング研究」は、機械を使って脳を撮影し、流れている血液の量に応じて、脳のどの部分が働いているかを調べるというものです。

この研究から、「文字を書く」「声に出して読む（音読）」「単純計算」が、脳の前頭前野という部分を大変活発に働かせることが科学的にわかっており、また、本書にある漢字問題も脳の活性化に高い効果があることが実験でわかりました。

脳も体と同じで使わなければ衰える

パソコンや高度な端末が普及した今の社会では、文字を手書きする習慣が昔と比べてどんどん減り、脳を使う機会もその分だけ減っています。手書きで文章を作ろうとすると、「漢字が思い出せない」という経験をしたことが皆さんにもあるかもしれません。

脳の活性化のためには、毎日、目的を持って手書きを行うことが重要です。

実用漢字で脳のトレーニングを！

本書は、生活の中で頻繁に使われる実用漢字を題材にして、書き込み式で作られています。脳は復習が大好きです。日常漢字を楽しみながら復習し、毎日脳のトレーニングをしていきましょう。

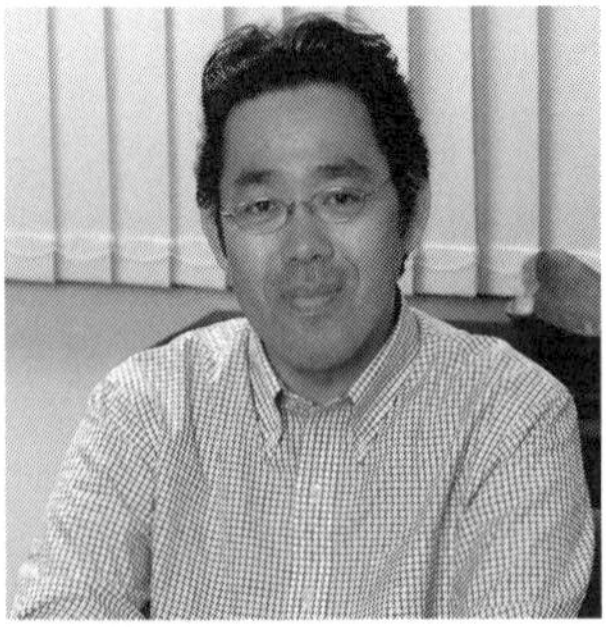

川島隆太教授

東北大学　加齢医学研究所所長
1959 年千葉県に生まれる。
1985 年東北大学医学部卒業。同大学院医学研究科修了。医学博士。スウェーデン王国カロリンスカ研究所客員研究員、東北大学助手、同専任講師を経て、現在同大学教授として高次脳機能の解明研究を行う。脳のどの部分にどのような機能があるのかを調べる研究の、日本における第一人者。

本書の問題で脳の健康を守りましょう

科学で実証！ 漢字問題で脳が活性化します

東北大学と学研との共同研究で、本書にある「四字熟語」「慣用句」の問題を解いているときの脳の働きを調べました。すると、安静時に比べて漢字問題を解いているときは、脳の血流が増え、前頭葉の働きが活性化していることが判明したのです。

「脳活性」実験の様子

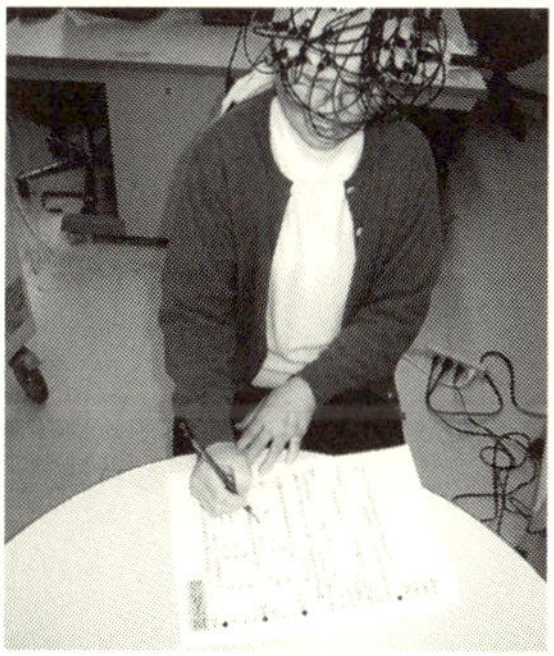

「光トポグラフィ」という装置で脳血流の変化を調べます。本書にあるタイプの漢字問題が、前頭葉の活性化に効果があることが実験でわかりました。

安静時

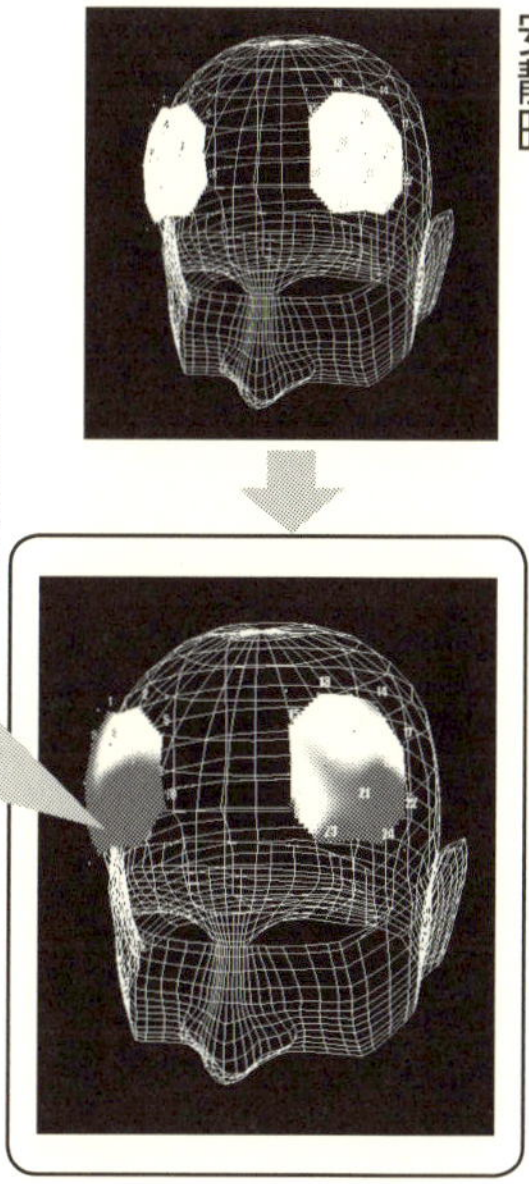

「四字熟語」の問題を解いているとき

前頭葉の働きが活発に！

「前頭前野《ぜんとうぜんや》」を鍛えましょう

人間の脳の中で、前頭葉にある「前頭前野」といわれる部分は、思考、言葉でのコミュニケーション、感情のコントロールといった、人間らしい非常に高度な働きを行っています。ですから、ここを鍛えることは「人間がより良く生きる」ことにつながります。

脳の活性化に適した本書の漢字問題で、毎日前頭前野を鍛え、脳の健康を守りましょう。

1日

喜怒哀楽（楽しさ）

――線部の読み方をひらがなで、□は漢字を書きましょう。

1　楽しい夢《ゆめ》を見《み》る。（　　）

2　心《こころ》が明るくなる。（　　）

3　晴れやかな笑顔《えがお》。（　　）

4　元気な声《こえ》が聞《き》こえる。（　　）

5　胸《むね》が高鳴る。（　　）

6　痛快な物語《ものがたり》。（　　）

7　お□《き》に入《い》りの曲《きょく》を聴《き》く。

8　腕《うで》に□《じ》□《しん》がある。

9　□《い》き□《い》きとした表情《ひょうじょう》。

10　この本《ほん》は□《おも》□《しろ》い。

11　心《こころ》の□《そこ》から笑《わら》う。

12　会話《かいわ》が□《はず》む。

12問達成！

月　日

得点　／12

●答えはページをめくった後ろにあります。

365日の答え▶ 1.まきえ 2.ながうた 3.つむぎ 4.こもん 5.たたみ 6.ぎだゆう 7.浪 8.装束 9.漆 10.田楽 11.古式 12.浴衣

2日

身近な食材

——線部の読み方をひらがなで、□は漢字を書きましょう。

24問 達成！

月　日

得点　／12

1. 野菜
2. 海藻
3. 納豆
4. 乾麺
5. 冷凍食《しょく》品《ひん》
6. 餅
7. お□《こめ》
8. □《たまご》
9. □《ぎゅう》□《にゅう》
10. □《つ》け物《もの》
11. □《うめ》□《ぼ》し
12. □《しろ》□《み》魚《ざかな》

●答えはページをめくった後ろにあります。

366日の答え ▶ 1. べんたつ 2. はいじゅ 3. こうらん 4. はいさつ 5. しょうのう 6. 恐縮 7. 同慶 8. 手数 9. 所存 10. 参

3日

体を用いた慣用句

——線部の読み方をひらがなで、□は漢字を書きましょう。

36問達成！

月　日

得点　／12

1 舌を巻《ま》く（　　）

2 額に汗《あせ》する（　　）

3 骨を休《やす》める（　　）

4 腹を決《き》める（　　）

5 腰が引《ひ》ける（　　）

6 腕が鳴《な》る（　　）

7 □《め》を光《ひか》らせる

8 □《あし》が遠《とお》のく

9 □《て》を取《と》り合《あ》う

10 □《くび》を突《つ》っ込《こ》む

11 □《くち》が重《おも》い

12 □《みみ》を疑《うたが》う

1日の答え ▶ 1.たの 2.あか 3.は 4.げんき 5.たかな 6.つうかい 7.気 8.自信 9.生（活）・生（活）10.面白 11.底 12.弾

4日 日本の地名（関東）

——線部の読み方をひらがなで、□は漢字を書きましょう。

1 足利市《し》（栃木県《とちぎけん》）日本遺産《にほんいさん》の「足利学校《がっこう》」がある。（　　）

2 秦野市《し》（神奈川県《かながわけん》）丹沢《たんざわ》の麓《ふもと》にある。（　　）

3 銚子市《し》（千葉県《ちばけん》）日本一早《にほんいちはや》い初日《はつひ》の出《で》が拝《おが》める。（　　）

4 桐生市《し》（群馬県《ぐんまけん》）奈良時代《ならじだい》より絹織物《きぬおりもの》の産地《さんち》。（　　）

5 習志野市《し》（千葉県《ちばけん》）谷津干潟《やつひがた》は渡《わた》り鳥《どり》の飛来地《ひらいち》。（　　）

6 □《たち》川《かわ》市《し》（東京都《とうきょうと》）東京三多摩地区《とうきょうさんたまちく》の中心都市《ちゅうしんとし》。

7 □《ふ》中《ちゅう》市《し》（東京都《とうきょうと》）東京都《とうきょうと》のほぼ中心《ちゅうしん》に位置《いち》する。

8 □《は》□《やま》町《まち》（神奈川県《かながわけん》）御用邸《ごようてい》で有名《ゆうめい》。

9 川《かわ》□《ごえ》市《し》（埼玉県《さいたまけん》）「歴史《れきし》まちづくり法《ほう》」の認定都市《にんていとし》。

10 □《はち》□《おう》子《じ》市《し》（東京都《とうきょうと》）都内市町村《とないしちょうそん》の中《なか》では人口《じんこう》第一位《だいいちい》。

46問達成！

月　日

得点　／10

2日の答え ▶ 1.やさい 2.かいそう 3.なっとう 4.かんめん 5.れいとう 6.もち 7.米 8.卵 9.牛乳 10.漬 11.梅干 12.白身

5日

身近な道具

——線部の読み方をひらがなで、□は漢字を書きましょう。

58問
達成！

月　日

得点

／12

1 茶碗

2 急須

3 鉛筆

4 物差し

5 下敷き

6 接着剤《ざい》

7 □《ゆ》□《の》み

8 □《こ》□《ざら》

9 □《け》しゴム

10 □《え》の□《ぐ》

11 □《は》ブラシ

12 □《せっ》けん

3日の答え ▶ 1.した 2.ひたい 3.ほね 4.はら 5.こし 6.うで 7.目（眼） 8.足 9.手 10.首 11.口 12.耳

6日

体の部位

――線部の読み方をひらがなで、□は漢字を書きましょう。

70問達成！

月　日

得点　／12

1 爪先を反《そ》らす。（　　）

2 瞳を閉《と》じる。（　　）

3 胴回《まわ》りを計《はか》る。（　　）

4 頭髪を整《ととの》える。（　　）

5 机《つくえ》に肘をつく。（　　）

6 腿を高《たか》く上《あ》げる。（　　）

7 □《かた》を回《まわ》す。

8 □《せ》□《なか》合《あ》わせで座《すわ》る。

9 □《くすり》□《ゆび》で紅《べに》を塗《ぬ》る。

10 耳《みみ》に□□《ほくろ》がある。

11 □《はな》が高《たか》い。

12 足《あし》の□《うら》で感《かん》じる。

4日の答え ▶ 1.あしかが 2.はだの 3.ちょうし 4.きりゅう 5.ならしの 6.立 7.府 8.葉山 9.越 10.八王

7日 季節にちなむ言い回し（春）

——線部の読み方をひらがなで、□は漢字を書きましょう。

82問 達成！

月　日

得点 ／12

1 虫が冬眠《とうみん》から覚《さ》める。（　　）

2 田植えを手伝《てつだ》う。（　　）

3 暖かい気候《きこう》。（　　）

4 うぐいすが鳴く。（　　）

5 若葉が萌《も》えいづる。（　　）

6 上級生《じょうきゅうせい》が卒業する。（　　）

7 うららかな□《ひ》の光《ひかり》。

8 □《で》□《あ》いと別《わか》れの季節《きせつ》。

9 卒業式《しき》と□《にゅう》□《がく》式《しき》。

10 つぼみが□《ひら》く。

11 花《はな》びらが□《かぜ》に舞《ま》う。

12 新《しん》□《ねん》□《ど》が始《はじ》まる。

5日の答え ▶ 1.ちゃわん 2.きゅうす 3.えんぴつ 4.ものさ 5.したじ 6.せっちゃく 7.湯飲（呑）8.小皿 9.消 10.絵・具 11.歯 12.石

8日

状態・程度を表す

——線部の読み方をひらがなで、□は漢字を書きましょう。

94問 達成！

月　日

得点　／12

1 易しい問題《もんだい》を解《と》く。（　　）

2 巨大なビルが建《た》つ。（　　）

3 穏やかな気候《きこう》。（　　）

4 悪《わる》い所《ところ》は全くない。（　　）

5 分《ぶ》厚い本《ほん》を読《よ》む。（　　）

6 夜《よる》遅い時《じ》間《かん》。（　　）

7 □《こ》□《だか》い丘《おか》。

8 □《いち》□《だん》と寒《さむ》さが増《ま》す。

9 紙《かみ》を□《ほそ》□《なが》く切《き》る。

10 □《きゅう》□《げき》に寒《さむ》くなる。

11 □《こ》い色《いろ》の洋服《ようふく》。

12 □《たい》□《はん》が賛成《さんせい》した。

6日の答え ▶ 1. つまさき 2. ひとみ 3. どう 4. とうはつ 5. ひじ 6. もも 7. 肩 8. 背中 9. 薬指 10. 黒子 11. 鼻 12. 裏

9日

いろいろな野菜

——線部の読み方をひらがなで、□は漢字を書きましょう。

1 小豆（　　）

2 里芋（　　）

3 大豆（　　）

4 茄子（　　）

5 唐辛子（　　）

6 □にん □じん

7 □だい □こん

8 □おお □ば

9 □えだ □まめ

10 □はく □さい

104問 達成！

月　日

得点　／10

7日の答え ▶ 1. むし 2. たう 3. あたた 4. な 5. わかば 6. そつぎょう 7. 日（陽）8. 出会（合）9. 入学 10. 開 11. 風 12. 年度

10日

自然・景色を表す

——線部の読み方をひらがなで、□は漢字を書きましょう。

116問 達成！

月　日

得点　／12

1 波《なみ》が逆立つ荒海《あらうみ》。

2 雲海がたなびく。

3 密やかに佇《たたず》む大木《たいぼく》。

4 壮大な建築物《けんちくぶつ》。

5 初夏《しょか》の万緑を楽《たの》しむ。

6 静寂に包《つつ》まれた湖畔《こはん》。

7 □《は》てしなく広《ひろ》がる海《うみ》。

8 色《いろ》□《あざ》やかな紅葉《こうよう》。

9 □《まん》□《てん》の星《ほし》。

10 □《どう》□《どう》たる神木《しんぼく》。

11 □《さん》□《すい》画《が》のような絶景《ぜっけい》。

12 光《ひかり》にきらめく□《み》□《な》□《も》。

8日の答え ▶ 1.やさ 2.きょだい 3.おだ 4.まった 5.あつ 6.おそ 7.小高 8.一段 9.細長 10.急激 11.濃 12.大半

11日

体を用いた慣用句

——線部の読み方をひらがなで、□は漢字を書きましょう。

128問 達成！

月　日

得点　／12

1 目尻を下《さ》げる（　　）

2 肝を冷《ひ》やす（　　）

3 面の皮《かわ》が厚《あつ》い（　　）

4 眉を曇《くも》らす（　　）

5 脇が甘《あま》い（　　）

6 眼中にない（　　）

7 □《あたま》を下《さ》げる

8 □《は》の根《ね》が合《あ》わない

9 顔《かお》が□《ひろ》い

10 鼻《はな》を□《あ》かす

11 □《ゆび》をくわえる

12 へそを□《ま》げる

9日の答え ▶ 1.あずき 2.さといも 3.だいず 4.なす 5.とうがらし 6.人参 7.大根 8.大葉 9.枝豆 10.白菜

12日

偉人

――線部の読み方をひらがなで、□は漢字を書きましょう。

1 聖徳太子《たいし》

2 菅原《すがわらの》道真

3 紫式部《しきぶ》

4 平《たいらの》清盛

5 源《みなもとの》義経

6 足利《あしかが》尊氏

7 □《うえ》□《すぎ》謙信《けんしん》

8 空《くう》□《かい》

9 □《いっ》□《きゅう》
とんち話《ばなし》で有名《ゆうめい》な室町《むろまち》時代《じだい》の僧《そう》。

10 織田《おだ》□《のぶ》□《なが》

11 豊臣《とよとみ》□《ひで》□《よし》

12 徳川《とくがわ》□《いえ》□《やす》

140問達成！

月　日

得点　／12

10日の答え
1.さかだ 2.うんかい 3.ひそ 4.そうだい 5.ばんりょく
6.せいじゃく 7.果 8.鮮 9.満天 10.堂々（堂堂）11.山水 12.水面

13日

鉄道・電車

――線部の読み方をひらがなで、□は漢字を書きましょう。

150問達成！

月　日

得点　／10

1 切符を買《か》う。（　　）

2 改札口《ぐち》を通《とお》る。（　　）

3 駅弁を食《た》べる。（　　）

4 定期券の購入《こうにゅう》。（　　）

5 時刻表を見《み》る。（　　）

6 □《し》□《はつ》電車《でんしゃ》に乗《の》る。

7 プラットホームで□《ま》つ。

8 □《ばい》□《てん》で飲《の》み物《もの》を買《か》う。

9 □《ろ》□《せん》図《ず》を眺《なが》める。

10 □《せん》□《とう》車両《しゃりょう》に乗《の》る。

11日の答え ▶ 1. めじり 2. きも 3. つら 4. まゆ 5. わき 6. がんちゅう 7. 頭 8. 歯 9. 広 10. 明 11. 指 12. 曲

14日

季節のことば（春）

——線部の読み方をひらがなで、□は漢字を書きましょう。

162問 達成！

月　日

得点　／12

1　春先（　　）

2　春嵐（　　）
春先に吹《ふ》く強《つよ》い風《かぜ》。

3　迎春（　　）

4　初春（　　）

5　花冷え（　　）
桜《さくら》の開花時期《かいかじき》の一時的《いちじてき》な寒《さむ》さ。

6　春光（　　）
春の穏《おだ》やかな日《ひ》の光《ひかり》、春の景色《けしき》。

7　□□□（はる・いち・ばん）

8　□□（しゅん・みん）
春の心地《ここち》よいねむり。

9　□□（しん・しゅん）
あたらしい年《とし》。

10　□□□（はる・ひ・かげ）
春の日《ひ》の光《ひかり》。

11　□□（はる・かぜ）

12　□□（が・しゅん）

12日の答え▶ 1.しょうとく 2.みちざね 3.むらさき 4.きよもり 5.よしつね 6.たかうじ 7.上杉 8.海 9.一休 10.信長 11.秀吉 12.家康

15日

驚き・恥ずかしさ

——線部の読み方をひらがなで、□は漢字を書きましょう。

172問 達成！

月　日

得点　／10

1 どうにも照れ臭《くさ》い。（　　　）

2 呆れて物《もの》も言《い》えない。（　　　）

3 頬《ほお》を染める。（　　　）

4 寝耳に水《みず》だ。（　　　）

5 びっくり仰天。（　　　）

6 鳩《はと》が□《まめ》鉄砲《でっぽう》を食《く》ったよう。

7 顔《かお》から□《ひ》が出《で》そうだ。

8 目《め》を□《まる》くする。

9 目《め》を□《うば》われる。

10 恥《は》ずかしさに□《せき》□《めん》する。

13日の答え ▶ 1.きっぷ 2.かいさつ 3.えきべん 4.ていきけん 5.じこくひょう 6.始発 7.待 8.売店 9.路線 10.先頭

16日

懐かしの道具

——線部の読み方をひらがなで、□は漢字を書きましょう。

184問 達成！

月　日

得点 ／12

1 ひき臼

2 飯櫃《びつ》

3 蚊帳

4 天秤ばかり

5 分銅

6 真空管ラジオ

7 □《ゆ》たんぽ

8 □《はこ》膳《ぜん》

9 □《ひ》□《ふ》き竹《だけ》

10 □《て》□《お》し車《ぐるま》

11 □《すみ》□《び》アイロン

12 □《だい》□《はち》車《ぐるま》

14日の答え ▶ 1.はるさき 2.はるあらし（しゅんらん）3.げいしゅん 4.はつはる（しょしゅん）5.はなび 6.しゅんこう 7.春一番 8.春眠 9.新春 10.春日影 11.春風 12.賀春

17日

感謝

——線部の読み方をひらがなで、□は漢字を書きましょう。

194問 達成！

月　日

得点　／10

1　お世話になりました。（　　）

2　恩に着《き》ます。（　　）

3　ご厚意に感謝《かんしゃ》します。（　　）

4　お心遣《こころづか》い恐縮です。（　　）

5　御礼申《もう》し上《あ》げます。（　　）

6　ご親切《しんせつ》は□《わす》れません。

7　お□《ちから》添《ぞ》えに感謝《かんしゃ》します。

8　ご□《し》□《えん》ありがとうございます。

9　身《み》に□《あま》るお言葉《ことば》です。

10　感謝《かんしゃ》の□《しるし》です。

15日の答え ▶ 1.て 2.あき 3.そ 4.ねみみ 5.ぎょうてん 6.豆 7.火 8.丸 9.奪 10.赤面

18日

人の性格・人柄

——線部の読み方をひらがなで、□は漢字を書きましょう。

206問 達成！

月　日

得点 ／12

1 朗らか（　　）

2 優しい（　　）

3 几帳面（　　）

4 律儀（　　）

5 真面目（　　）

6 謙虚（　　）

7 □《あか》るい笑顔《えがお》の人《ひと》。

8 □《あ》けっ広《ぴろ》げな性格《せいかく》。

9 □《たん》□《き》で怒《おこ》りっぽい。

10 □《よう》□《き》なムードメーカー。

11 □《しょう》□《じき》な彼《かれ》を信頼《しんらい》する。

12 人《ひと》の意見《いけん》を□《す》□《なお》に聞《き》く。

16日の答え ▶ 1．うす 2．めし（いい） 3．かや 4．てんびん 5．ふんどう 6．しんくうかん 7．湯 8．箱 9．火吹 10．手押 11．炭火 12．大八

19日

日本の伝統文化

——線部の読み方をひらがなで、□は漢字を書きましょう。

1 漆器

2 備前焼《やき》

3 風呂敷

4 輪島塗《ぬり》

5 下駄

6 友禅

（　　　）

7 □《き》□《もの》

8 □《わ》□《しょく》

9 □《はな》□《び》

10 日本《にほん》□《とう》

11 □《や》□《まと》絵《え》

12 □《かがみ》餅《もち》

218問達成！

月　日

得点

／12

17日の答え ▶ 1.せわ 2.おん 3.こうい 4.きょうしゅく 5.おん（お）れい 6.忘 7.力 8.支援 9.余 10.印

20日

前向きなことば

――線部の読み方をひらがなで、□は漢字を書きましょう。

230問達成！

月　日

得点　／12

1 理想に近《ちか》づく。（　　）

2 栄光を手《て》にする。（　　）

3 熱心に仕事《しごと》をする。（　　）

4 意欲がわいてくる。（　　）

5 感謝を忘《わす》れない。（　　）

6 物事《ものごと》が順調に運《はこ》ぶ。（　　）

7 自分《じぶん》を□《しん》じる。

8 失敗《しっぱい》から立《た》ち□《なお》る。

9 目標《もくひょう》に向《む》け□□《どりょく》する。

10 □□《ゆうき》ある行動《こうどう》。

11 日々《ひび》□□《せいちょう》している。

12 目標《もくひょう》を□《かか》げる。

18日の答え▶ 1.ほが 2.やさ 3.きちょうめん 4.りちぎ 5.まじめ 6.けんきょ 7.明 8.開（明） 9.短気 10.陽気 11.正直 12.素直

21日

果物

——線部の読み方をひらがなで書きましょう。

1 梨

2 桃

3 柿

4 林檎

5 葡萄

6 蜜柑

7 伊予柑

8 金柑

9 柚子

10 八朔

240問達成！

月　日

得点　／10

19日の答え ▶ 1.しっき 2.びぜん 3.ふろしき 4.わじま 5.げた 6.ゆうぜん 7.着物 8.和食 9.花火 10.刀 11.大和 12.鏡

22日

日本の地名（中部）

——線部の読み方をひらがなで、□は漢字を書きましょう。

250問 達成！

月　日

得点　／10

1　南アルプス市《し》（山梨県《やまなしけん》）
御勅使川《みだいがわ》扇状《せんじょう》地《ち》は国内最大級《こくないさいだいきゅう》。
（　　　）

2　糸魚川市《し》（新潟県《にいがたけん》）
フォッサマグナの西端《せいたん》。
（　　　）

3　魚津市《し》（富山県《とやまけん》）
ホタルイカや蜃気楼《しんきろう》が有名《ゆうめい》。
（　　　）

4　小浜市《し》（福井県《ふくいけん》）
国宝《こくほう》や国指定《くにしてい》の重要文化財《じゅうようぶんかざい》多数《たすう》。
（　　　）

5　小松市《し》（石川県《いしかわけん》）
航空自衛隊《こうくうじえいたい》の基地《きち》がある。
（　　　）

6　高《たか》□《やま》市《し》（岐阜県《ぎふけん》）
市《し》としての面積《めんせき》は日本一《にほんいち》。

7　□《な》□《ご》屋《や》市《し》（愛知県《あいちけん》）
三英傑《さんえいけつ》ゆかりの地《ち》。

8　□《さ》□《く》市《し》（長野県《ながのけん》）
海《うみ》から一番遠《いちばんとお》い地点《ちてん》がある。

9　□《わ》□《じま》市《し》（石川県《いしかわけん》）
「わじま塗《ぬり》」や朝市《あさいち》が有名《ゆうめい》。

10　御《ご》□《てん》□《ば》市《し》（静岡県《しずおかけん》）
富士山《ふじさん》の麓《ふもと》。

20日の答え ▶ 1.りそう 2.えいこう 3.ねっしん 4.いよく 5.かんしゃ 6.じゅんちょう 7.信 8.直 9.努力 10.勇気 11.成長 12.掲

23日

色の名前

——線部の読み方をひらがなで、□は漢字を書きましょう。

262問 達成！

月　日

得点　／12

1　紫色《いろ》

2　黄緑色《いろ》

3　藍色《いろ》

4　黄土色《いろ》

5　山吹色《いろ》

6　苔色《いろ》
濃《こ》い緑色《いろ》。

7　□《さくら》色《いろ》

8　□《ふじ》色《いろ》

9　□《わか》□《くさ》色《いろ》

10　□《こ》□《むぎ》色《いろ》

11　□《もも》色《いろ》

12　□《はい》色《いろ》

21日の答え ▶ 1.なし 2.もも 3.かき 4.りんご 5.ぶどう 6.みかん 7.いよかん 8.きんかん 9.ゆず 10.はっさく

24日

喜怒哀楽（喜び）

――線部の読み方をひらがなで、□は漢字を書きましょう。

272問 達成！

月　日

得点　／10

1 万歳三唱《さんしょう》する。（　　）

2 白《しろ》い歯を見《み》せる。（　　）
笑顔《えがお》を見《み》せる。

3 うれしくて微笑む。（　　）

4 快い音楽《おんがく》を聴《き》く。（　　）

5 希望の光《ひかり》が見《み》える。（　　）

6 □《てん》にも昇《のぼ》る心地《ここち》。

7 目《め》を□《ほそ》める。

8 □《き》□《ぶん》がよい。

9 □《まん》□《ぞく》そうに笑《わら》う。

10 大自然《だいしぜん》に□《かん》□《どう》する。

22日の答え ▶ 1.みなみ 2.いといがわ 3.うおづ 4.おばま 5.こまつ 6.山 7.名古 8.佐久 9.輪島 10.殿場

25日

季語 春

——線部の読み方をひらがなで、□は漢字を書きましょう。

284問 達成！

月　日

得点　／12

1 種まき

2 早春

3 進級

4 巣立ち

5 植木市《いち》

6 残雪

7 □《くさ》餅《もち》

8 □《しろ》□《ざけ》

ひな祭《まつ》りなどに飲《の》む甘《あま》いさけ。

9 風《かぜ》□《ひか》る

10 □《えん》足《そく》

11 □《やま》鳥《どり》

12 朧《おぼろ》□《づき》□《よ》

23日の答え ▶ 1．むらさき 2．きみどり 3．あい 4．おうど 5．やまぶき 6．こけ 7．桜 8．藤 9．若草 10．小麦 11．桃 12．灰

26日

動作や行動

□に漢字を書きましょう。

1 物《もの》を手《て》に□《も》つ。

2 ボールを□《な》げる。

3 代金《だいきん》を□《し》□《はら》う。

4 車《くるま》を□《うん》□《てん》する。

5 自分《じぶん》の考《かんが》えを□《せつ》□《めい》する。

6 書類《しょるい》を□《さく》□《せい》する。

7 衣服《いふく》を□《ちゃく》□《よう》する。

8 イベントに□《さん》□《か》する。

9 ドアの□《かい》□《へい》。

10 近所《きんじょ》を□《さん》□《ぽ》する。

11 演奏会《えんそうかい》を□《き》□《かく》する。

12 部屋《へや》を□《かた》□《づ》ける。

296問 達成！

月　日

得点　／12

24日の答え ▶ 1.ばんざい 2.は 3.ほほえ 4.こころよ 5.きぼう 6.天 7.細 8.気分 9.満足 10.感動

27日 いろいろな仕事

――線部の読み方をひらがなで、□は漢字を書きましょう。

308問 達成！

月　日　得点　／12

1 看護師《し》と話《はな》す。（　　）

2 販売員《いん》に注文《ちゅうもん》する。（　　）

3 アニメの声優。（　　）

4 美容師《し》が髪《かみ》を切《き》る。（　　）

5 作詞家《か》に憧《あこが》れる。（　　）

6 調理師《し》免許《めんきょ》を取《と》る。（　　）

7 野球《やきゅう》□《せん》□《しゅ》になりたい。

8 運勢《うんせい》を□《うらな》い師《し》に聞《き》く。

9 □《い》□《し》の診断《しんだん》。

10 □《きょう》□《し》になる。

11 腕《うで》のよい□《だい》□《く》。

12 好《す》きな□《が》□《か》の絵《え》。

25日の答え ▶ 1.たね 2.そうしゅん 3.しんきゅう 4.すだ 5.うえき 6.ざんせつ 7.草 8.白酒 9.光 10.遠 11.山 12.月夜

28日

勝ち負けの表現

——線部の読み方をひらがなで、□は漢字を書きましょう。

1 勝利を収《おさ》める。（　　）

2 敗北を喫《きっ》する。（　　）

3 接戦《せっせん》を制す。（　　）

4 軍配を上《あ》げる。（　　）

5 連覇をかけて戦《たたか》う。（　　）

6 ライバルと□《せ》り合《あ》う。

7 □《しろ》□《ぼし》をあげる。

8 □《ちから》□《ま》けする。

9 □《ぎゃく》□《てん》ホームランを打《う》つ。

10 優《ゆう》勝争《あらそ》いから□《だつ》□《らく》する。

318問 達成！

月　日

得点　／10

26日の答え ▶ 1.持 2.投 3.支払 4.運転 5.説明 6.作成 7.着用 8.参加 9.開閉 10.散歩 11.企画 12.片付

29日

花の名前

——線部の読み方をひらがなで、□は漢字を書きましょう。

1 牡丹（　　）

2 芥子（　　）

3 蓮華（　　）

4 月下美人（　　）

5 沈丁花（　　）

6 紫陽花（　　）

7 さくら □

8 つばき □

9 すい □ せん □

10 やま □ ぶき □

11 きん □ ぎょ □ そう □

12 ふく □ じゅ □ そう □

330問達成！

月　日

得点　／12

27日の答え ▶ 1. かんご 2. はんばい 3. せいゆう 4. びよう 5. さくし 6. ちょうり 7. 選手 8. 占 9. 医師 10. 教師 11. 大工 12. 画家

30日

県庁所在地

——線部の読み方をひらがなで、□は漢字を書きましょう。

1 千葉市《し》（千葉県《けん》）

2 仙台市《し》（宮城《みやぎ》県《けん》）

3 京都市《し》（京都府《ふ》）

4 青森市《し》（青森県《けん》）

5 松江市《し》（島根《しまね》県《けん》）

6 岐阜市《し》（岐阜県《けん》）

7 □《み》□《と》市《し》（茨城《いばらき》県《けん》）

8 □《まえ》□《ばし》市《し》（群馬《ぐんま》県《けん》）

9 □《よこ》□《はま》市《し》（神奈川《かながわ》県《けん》）

10 □《つ》市《し》（三重《みえ》県《けん》）

11 □《まつ》□《やま》市《し》（愛媛《えひめ》県《けん》）

12 □《かな》□《ざわ》市《し》（石川《いしかわ》県《けん》）

342問達成！

月　日

得点　／12

28日の答え 1.しょうり 2.はいぼく 3.せい 4.ぐんばい 5.れんぱ 6.競 7.白星 8.力負 9.逆転 10.脱落

31日

人柄を表す四字熟語

――線部の読み方をひらがなで、□は漢字を書きましょう。

352問達成！

月　日

得点　／10

1　明朗《めいろう》快活（　　）

2　傍若《ぼうじゃく》無人（　　）

3　質実剛健《ごうけん》（　　）

4　純真無垢《むく》（　　）

5　余裕綽々《しゃくしゃく》（　　）
落《お》ち着《つ》いていてゆとりのあること。

6　□《みっ》□《か》坊主《ぼうず》

7　□《はっ》□《ぽう》美人《びじん》

8　四《し》□《かく》四《し》□《めん》
かしこまっていて堅苦《かたくる》しいこと。

9　□《ない》柔《じゅう》□《がい》剛《ごう》

10　□《じ》□《しん》過剰《かじょう》

29日の答え▶ 1．ぼたん 2．けし 3．れんげ 4．げっかびじん 5．じ（ち）んちょうげ 6．あじさい 7．桜 8．椿 9．水仙 10．山吹 11．金魚草 12．福寿草

32日

時代劇のことば

――線部の読み方をひらがなで、□は漢字を書きましょう。

364問達成！

月　日

得点　／12

1 用心棒に守《まも》られる。（　　）

2 無礼者《もの》を追放《ついほう》する。（　　）

3 迎《むか》えに参上する。（　　）

4 年貢を納《おさ》める。（　　）

5 左様と納得《なっとく》する。（　　）

6 家臣を従《したが》える。（　　）

7 □《かたな》を抜《ぬ》く。

8 □《ぶ》□《し》の情《なさ》け。

9 □《にん》□《じゃ》の修行《しゅぎょう》を積《つ》む。

10 お□《かみ》の言《い》いつけに従《したが》う。

11 □《だい》□《かん》に仕《つか》える。

12 □《ろう》□《じゅう》に任命《にんめい》する。

30日の答え ▶ 1.ちば 2.せんだい 3.きょうと 4.あおもり 5.まつえ 6.ぎふ 7.水戸 8.前橋 9.横浜 10.津 11.松山 12.金沢

33日 魚介類の名前

——線部の読み方をひらがなで、□は漢字を書きましょう。

1. 鯛
2. 鯖
3. 鰻
4. 鮑
5. 寒鰤
6. 烏賊

7. あゆ
8. ひら□め
9. あな□ご
10. とび□うお
11. た□ち□うお
12. ほ□たて□がい

376問達成！

得点 /12

月 日

31日の答え ▶ 1.かいかつ 2.ぶじん 3.しつじつ 4.じゅんしん 5.よゆう 6.三日 7.八方 8.角・面 9.内・外 10.自信

34日

季節にちなむ言い回し（春）

——線部の読み方をひらがなで、□は漢字を書きましょう。

1 草木《くさき》が芽吹く。（　　）

2 いちご狩りに行《い》く。（　　）

3 花《はな》のよい香りがする。（　　）

4 黄砂の飛来《ひらい》が増《ふ》える。（　　）

5 新入社員《しんにゅうしゃいん》の歓迎会《かい》。（　　）

6 雛人形《にんぎょう》を飾《かざ》る。（　　）

7 □《みどり》が爽《さわ》やかだ。

8 桜《さくら》が□《まん》□《かい》になる。

9 年度末《ねんどまつ》の□《けっ》□《さん》期《き》。

10 □《しん》□《き》一転《いってん》する。

11 異動者《いどうしゃ》の□《そう》□《べつ》会《かい》。

12 五月《ごがつ》の大型《おおがた》□《れん》□《きゅう》。

388問達成！

月　日

得点　／12

32日の答え ▶ 1. ようじんぼう 2. ぶれい 3. さんじょう 4. ねんぐ 5. さよう 6. かしん 7. 刀 8. 武士 9. 忍者 10. 上 11. 代官 12. 老中

35日

身の回りのことば　お金

――線部の読み方をひらがなで、□は漢字を書きましょう。

400問達成！

月　　日

得点　　／12

1 寄付を募《つの》る。（　　　）

2 罰金《ばっきん》を支払う。（　　　）

3 両替所《じょ》で換金《かんきん》する。（　　　）

4 紙幣を折《お》りたたむ。（　　　）

5 借金《しゃっきん》を返済する。（　　　）

6 金一封を頂《いただ》く。（　　　）

7 現金《げんきん》を□《ひ》き出《だ》す。

8 貯金《ちょきん》□《ばこ》を買《か》う。

9 銀行《ぎんこう》から□《そう》金《きん》する。

10 お金《かね》を□《ひろ》う。

11 延滞金《えんたいきん》が□《か》□《さん》される。

12 □《ぶん》□《かつ》して返済。

33日の答え ▶ 1.たい 2.さば 3.うなぎ 4.あわび 5.かんぶり 6.いか 7.鮎 8.平目 9.穴子 10.飛魚 11.太刀魚 12.帆立貝

36日

後ろ向きなことば

——線部の読み方をひらがなで、□は漢字を書きましょう。

412問 達成！

月　日

得点　／12

1 投げやりな態度《たいど》。（　　）

2 悩みを抱《かか》える。（　　）

3 不安な夜《よる》をすごす。（　　）

4 完全制《かんぜんせい》覇《は》を諦める。（　　）

5 頭《あたま》が混乱する。（　　）

6 物事《ものごと》を悲観する。（　　）

7 □《あやま》ちを繰《く》り返《かえ》す。

8 □《で》□《ぐち》が見《み》えない。

9 先《さき》行《ゆ》きが□《しん》□《ぱい》だ。

10 □《き》□《おく》れして話《はな》せない。

11 □《む》□《かん》□《しん》な態度《たいど》。

12 質《しつ》が□《てい》□《か》する。

34日の答え ▶ 1.めぶ 2.が 3.かお 4.こうさ 5.かんげい 6.ひな 7.緑 8.満開 9.決算 10.心機 11.送別 12.連休

37日

仏教由来の身近なことば

——線部の読み方をひらがなで、□は漢字を書きましょう。

424問達成！

月　日

得点　／12

1 因果（　　　）行為《こうい》に応《おう》じ報《むく》いがあるという考《かんが》え。

2 挨拶（　　　）禅僧《ぜんそう》が悟《さと》りの深《ふか》さを試《ため》すことから。

3 方便（　　　）釈迦《しゃか》が説法《せっぽう》を変《か》えたことに由来《ゆらい》。

4 落語（　　　）起源《きげん》は仏教《ぶっきょう》のお説《せっ》教《きょう》。

5 利益（　　　）仏《ほとけ》の力《ちから》で得《え》た幸福《こうふく》など。

6 往生（　　　）極楽《ごくらく》に行《い》って生《う》まれ変《か》わること。

7 □《あん》心《しん》　やすらぎを得《え》た状態《じょうたい》。

8 □《ぶ》事《じ》　煩悩《ぼんのう》を捨《す》てた状態《じょうたい》。

9 退《たい》□《くつ》　苦《くる》しい修行《しゅぎょう》で精進《しょうじん》する心《こころ》を失《うしな》うこと。

10 □《ない》緒《しょ》　胸中《きょうちゅう》の悟《さと》りで真理《しんり》をつかんだ状態《じょうたい》。

11 □《どう》□《らく》　仏道修行《ぶつどうしゅぎょう》で得《え》た悟《さと》りのたのしみ。

12 □《げん》関《かん》　禅寺《ぜんでら》に入《はい》る門《もん》。

35日の答え▶ 1. きふ 2. しはら 3. りょうがえ 4. しへい 5. へんさい 6. きんいっぷう 7. 引 8. 箱 9. 送 10. 拾 11. 加算 12. 分割

38日

身近な道具

——線部の読み方をひらがなで、□は漢字を書きましょう。

436問 達成！

月　日

得点　／12

1 定規

2 印鑑

3 朱肉

4 花瓶

5 携帯電話《でんわ》

6 物《もの》干《ほ》し竿

7 □《わ》ゴム

8 □《つめ》□《き》り

9 □《て》□《ちょう》

10 □《まん》□《ねん》□《ひつ》

11 □《が》□《よう》□《し》

12 □《りょう》□《めん》テープ

36日の答え ▶ 1. な 2. なや 3. ふあん 4. あきら 5. こんらん 6. ひかん 7. 過 8. 出口 9. 心配 10. 気後 11. 無関心 12. 低下

39日

謝る

——線部の読み方をひらがなで、□は漢字を書きましょう。

448問達成！

月　日

得点　／12

1 相すみません。

2 失礼しました。

3 謝罪いたします。

4 再発防止《ぼうし》に努《つと》める。

5 以後注《ちゅう》意《い》する。

6 見当違《ちが》いでした。

7 誠《まこと》に申《もう》し□《わけ》ありません。

8 深《ふか》く□□《はんせい》しています。

9 □□《べんかい》の余《よ》地《ち》もない。

10 私《わたくし》の□□《ふゆ》き届《とど》きでした。

11 □□《しつねん》しておりました。

12 □《ふ》してお詫《わ》び申《もう》し上《あ》げます。

37日の答え ▶ 1.いんが 2.あいさつ 3.ほうべん 4.らくご 5.りえき（りやく） 6.おうじょう 7.安 8.無 9.屈 10.内 11.道楽 12.玄

40日

湖

――線部の読み方をひらがなで、□は漢字を書きましょう。

460問達成！

月　日

得点　／12

1 青木湖《こ》（長野《ながの》県《けん》大町《おおまち》市《し》）（　　）

2 池田湖《こ》（鹿児島《かごしま》県《けん》指宿《いぶすき》市《し》）（　　）

3 琵琶湖《こ》（滋賀《しが》県《けん》）（　　）

4 本栖湖《こ》（山梨《やまなし》県《けん》南都留《みなみつる》郡《ぐん》・南巨摩《みなみこま》郡《ぐん》）（　　）

5 猪苗代《しろ》湖《こ》（福島《ふくしま》県《けん》耶麻《やま》郡《ぐん》・郡山《こおりやま》市《し》・会津若松《あいづわかまつ》市《し》）（　　）

6 宍道湖《こ》（島根《しまね》県《けん》松江《まつえ》市《し》・出雲《いずも》市《し》）（　　）

7 □《さい》湖《こ》（山梨《やまなし》県《けん》南都留《みなみつる》郡《ぐん》）

8 □《た》沢《ざわ》湖《こ》（秋田《あきた》県《けん》仙北《せんぼく》市《し》）

9 □《たい》□《しょう》池《いけ》（長野《ながの》県《けん》松本《まつもと》市《し》）

10 十《と》□《わ》□《だ》湖《こ》（青森《あおもり》県《けん》・秋田《あきた》県《けん》鹿角《かづの》郡《ぐん》）

11 阿《あ》□《かん》湖《こ》（北海道《ほっかいどう》釧路《くしろ》市《し》）

12 □《なか》□《うみ》（島根《しまね》県《けん》松江《まつえ》市《し》・安来《やすぎ》市《し》・鳥取《とっとり》県《けん》米子《よなご》市《し》・境港《さかいみなと》市《し》）

38日の答え ▶ 1.じょうぎ 2.いんかん 3.しゅにく 4.かびん 5.けいたい 6.ざお 7.輪 8.爪切 9.手帳 10.万年筆 11.画用紙 12.両面

41日

大学

——線部の読み方をひらがなで、□は漢字を書きましょう。

472問 達成！

月　日

得点　／12

1 有名《ゆうめい》な教授の講義《こうぎ》。

2 レポートを提出する。

3 学生《がくせい》棟に向《む》かう。

4 大学《だいがく》職員の募集《ぼしゅう》。

5 学生《がくせい》食堂に集《あつ》まる。

6 他《た》大学《だいがく》に編入する。

7 医《い》□□《がくぶ》で医療《いりょう》をまなぶ。

8 □□《たんい》取得《しゅとく》に励《はげ》む。

9 教授の□□《けんきゅう》を手伝《てつだ》う。

10 学生《がくせい》の□□《ほんぶん》を全《まっと》うする。

11 学生課《がくせいか》の職員に□□《そうだん》する。

12 楽《たの》しいサークル□□《かつどう》。

39日の答え ▶ 1. あい 2. しつれい 3. しゃざい 4. さいはつ 5. いご 6. けんとう 7. 訳 8. 反省 9. 弁解 10. 不行 11. 失念 12. 伏

42日

動物を用いた慣用句

――線部の読み方をひらがなで、□は漢字を書きましょう。

1 猫をかぶる（　　）

2 狐につままれる（　　）

3 鳩に豆《まめ》鉄砲《でっぽう》（　　）

4 腐《くさ》っても鯛（　　）

5 鶴の一《ひと》声《こえ》（　　）

6 泣《な》き面《つら》に蜂（　　）

7 □《むし》がいい

8 □《うし》の歩《あゆ》み

9 逃《に》がした□《さかな》は大《おお》きい

10 □《いぬ》も歩《ある》けば棒《ぼう》に当《あ》たる

11 立《た》つ□《とり》跡《あと》を濁《にご》さず

12 □《うお》□《ごころ》あれば水《みず》ごころ

484問達成！

月　日

得点　／12

40日の答え ▶ 1. あおき 2. いけだ 3. びわ 4. もとす 5. いなわ 6. しんじ 7. 西 8. 田 9. 大正 10. 和田 11. 寒 12. 中海

43日

季語　春

——線部の読み方をひらがなで、□は漢字を書きましょう。

1 春雷

2 青麦

3 苗木植《う》う

4 山笑う

5 桜貝

6 薄氷

7 □《ゆ》く春《はる》

8 夏《なつ》□《ちか》し

9 □《な》の花《はな》

10 □□《かざぐるま》

11 □□《すばこ》

12 春《はる》□□《いちばん》

496問達成！

月　日

得点　／12

41日の答え ▶ 1. きょうじゅ 2. ていしゅつ 3. とう 4. しょくいん 5. しょくどう 6. へんにゅう 7. 学部 8. 単位 9. 研究 10. 本分 11. 相談 12. 活動

44日

喜怒哀楽（喜び）

——線部の読み方をひらがなで、□は漢字を書きましょう。

508問達成！

月　日

得点　／12

1　喜《よろこ》び勇んで出《で》かける。

2　嬉しくてたまらない。

3　悦に入《い》る。

4　声《こえ》を弾ませる。

5　狂喜乱《らん》舞《ぶ》する。

6　夢心地になる。

7　□《と》び上《あ》がらんばかりに喜《よろこ》ぶ。

8　足《あし》取《ど》りが□《かる》くなる。

9　□《まん》□《めん》に笑《え》みを浮《う》かべる。

10　天《てん》にも□《のぼ》る心地。

11　□《かい》□《てき》な家《いえ》に住《す》む。

12　□《じゅう》□《じつ》した日々《ひび》を送《おく》る。

42日の答え ▶ 1.ねこ 2.きつね 3.はと 4.たい 5.つる 6.はち 7.虫 8.牛 9.魚 10.犬 11.鳥 12.魚心

45日

旧国名

――線部の読み方をひらがなで、□は漢字を書きましょう。

520問 達成！

月　日

得点　／12

1 **讃岐**（香川県《かがわけん》）

2 **出雲**（島根県《しまねけん》）

3 **志摩**（三重県《みえけん》）

4 **薩摩**（鹿児島県《かごしまけん》）

5 **陸奥**（青森県《あおもりけん》ほか）

6 **備後**（広島県《ひろしまけん》）

7 き　い □□（和歌山県《わかやまけん》・三重県南部《みえけんなんぶ》）

8 えっ　ちゅう □□（富山県《とやまけん》）

9 やまと □□（奈良県《ならけん》）

10 み　かわ □□（愛知県東半部《あいちけんひがしはんぶ》）

11 やま　しろ □□（京都府南半部《きょうとふみなみはんぶ》）

12 えち　ご □□（新潟県《にいがたけん》）

43日の答え ▶ 1.しゅんらい 2.あおむぎ 3.なえぎ 4.やまわら 5.さくらがい 6.はくひょう（うすごおり・うすらひ）7.行 8.近 9.菜 10.風車 11.巣箱 12.一番

46日

心の動き

——線部の読み方をひらがなで、□は漢字を書きましょう。

532問 達成！

月　日

得点　／12

1 気《き》持《も》ちが揺らぐ。

2 試《し》合前《あいまえ》で緊張する。

3 心《こころ》が和む。

4 満更でもない。

5 深《ふか》く後悔する。

6 説明《せつめい》に納得する。

7 □《うわ》の空《そら》になる。

8 気《き》持《も》ちが□《すく》われる。

9 相手《あいて》の話《はなし》に□《きょう》□《かん》する。

10 □《もの》□《おも》いにふける。

11 □《かん》□《しん》を寄《よ》せる。

12 □《どく》□《け》を抜《ぬ》かれる。

44日の答え ▶ 1. いさ 2. うれ 3. えつ 4. はず 5. きょうき 6. ゆめごこち 7. 飛（跳） 8. 軽 9. 満面 10. 昇 11. 快適 12. 充実

47日

いろいろな生き物

――線部の読み方をひらがなで、□は漢字を書きましょう。

542問達成！

月　日

得点　／10

1 猪

2 蚊

3 蛍

4 芋虫

5 黄金虫

6 □《ひつじ》

7 □《ぶた》

8 □《さる》

9 □《とら》

10 □《すず》□《むし》

45日の答え ▶ 1．さぬき 2．いずも 3．しま 4．さつま 5．むつ（みちのく）6．びんご 7．紀伊 8．越中 9．大和 10．三河 11．山城 12．越後

48日

季節のことば（春）

――線部の読み方をひらがなで、□は漢字を書きましょう。

552問 達成！

月　日

得点　／10

1 **花曇り**　四月頃《しがつごろ》のくもりがちな天候《てんこう》。（　　）

2 **青陽**　初春《しょしゅん》の異名《いみょう》。（　　）

3 春の**錦**　多《おお》くの植物《しょくぶつ》が咲《さ》いているさま。（　　）

4 **慶春**　新春《しんしゅん》を喜《よろこ》び、祝《いわ》うこと。（　　）

5 **光風**　うららかな光《ひかり》の中《なか》、吹《ふ》く風《かぜ》。（　　）

6 木《き》が□□《めぶ》く（　　）

7 □□《はるさめ》（　　）

8 □□《しゅんけい》　はるのけしき。（　　）

9 □□《はなどき》（　　）

10 はなの□《うたげ》（　　）

46日の答え▶ 1.ゆ 2.きんちょう 3.なご 4.まんざら 5.こうかい 6.なっとく 7.上 8.救 9.共感 10.物思 11.関心 12.毒気

49日

ことわざ・故事成語

——線部の読み方をひらがなで、□は漢字を書きましょう。

564問達成！

月　日

得点　／12

1 虎《とら》の威を借《か》る狐《きつね》

2 蛍雪の功《こう》

3 矛盾

4 雲泥の差《さ》

5 袖《そで》振《ふ》り合《あ》うも多生の縁《えん》

6 弘法筆《ふで》を選《えら》ばず

7 □《るい》は友《とも》を呼《よ》ぶ

8 □《てつ》は熱《あつ》いうちに打《う》て

9 笑《わら》う□《かど》には□《ふく》来《きた》る

10 人《ひと》□《ぼく》□《せき》にあらず

11 □《ば》□《じ》東風《とうふう》

12 金《かね》は□《てん》□《か》の回《まわ》りもの

47日の答え ▶ 1.いのしし 2.か 3.ほたる 4.いもむし 5.こがねむし 6.羊 7.豚 8.猿 9.虎 10.鈴虫

50日

科学に関することば

――線部の読み方をひらがなで、□は漢字を書きましょう。

1 結晶（　　　）

2 小惑星（　　　）

3 光合成（　　　）

4 磁力（　　　）

5 顕微鏡（　　　）

6 沸点（　　　）

7 □《じゅう》□《りょく》に逆《さか》らう。

8 てこの□《げん》□《り》。

9 □《てん》□《たい》観《かん》測《そく》。

10 □《えん》□《しん》□《りょく》で回《まわ》る。

11 元《げん》素《そ》□《き》□《ごう》で表《あらわ》す。

12 化《か》学《がく》□《はん》□《のう》を起《お》こす。

576問達成！

月　日

得点 ／12

48日の答え ▶ 1．はなぐも 2．せいよう 3．にしき 4．けいしゅん 5．こうふう 6．芽吹 7．春雨 8．春景 9．花時 10．宴

51日

前向きなことば

——線部の読み方をひらがなで、□は漢字を書きましょう。

588問達成！

月　日

得点　／12

1　良好な関係《かんけい》を築《きず》く。（　　）

2　頑張りを認《みと》める。（　　）

3　首尾よく解決《かいけつ》する。（　　）

4　願《ねが》いが叶う。（　　）

5　もう一度《いちど》挑戦する。（　　）

6　健闘をたたえる。（　　）

7　一歩《いっぽ》ずつ□《ぜん》□《しん》する。

8　□《めい》□《せい》が高《たか》まる。

9　問題点《もんだいてん》を□《かい》□《ぜん》する。

10　実験《じっけん》が□《せい》□《こう》する。

11　目標額《もくひょうがく》に□《とう》□《たつ》する。

12　君《きみ》なら□《だい》□《じょう》□《ぶ》だ。

49日の答え ▶ 1.い 2.けいせつ 3.むじゅん 4.うんでい 5.たしょう 6.こうぼう 7.類 8.鉄 9.門・福 10.木石 11.馬耳 12.天下

52日

旧暦の月名

――線部の読み方をひらがなで、□は漢字を書きましょう。

1 睦月

2 水無月

3 卯月

4 皐月

5 神無月

6 如月

7 □《ふみ》月《づき》

8 □《なが》月《つき》

9 □《は》月《づき》

10 □□《やよい》

11 □《しも》月《つき》

12 □□《しわす》

600問達成！

月　日

得点　／12

50日の答え ▶ 1. けっしょう 2. しょうわくせい 3. こうごうせい 4. じりょく 5. けんびきょう 6. ふってん 7. 重力 8. 原理 9. 天体 10. 遠心力 11. 記号 12. 反応

53日

経済

——線部の読み方をひらがなで、□は漢字を書きましょう。

1 公定歩《ぶ》合《あい》（　　　）

2 経常《けいじょう》収支（　　　）

3 株価《かぶか》変動（　　　）

4 有効《ゆうこう》求人倍率《ばいりつ》（　　　）

5 需要《じゅよう》と供給（　　　）

6 一部《いちぶ》上場（　　　）

7 □《えん》□《だか》になる。

8 銀行《ぎんこう》の□《かく》□《づけ》。

9 会社《かいしゃ》の□《し》□《ほん》金《きん》。

10 □《はい》□《とう》を得《え》る。

11 □《そう》□《ば》が上《あ》がる。

12 □《けい》□《き》のうごきを見《み》る。

612問達成！

月　日

得点　／12

51日の答え ▶ 1. りょうこう 2. がんば 3. しゅび 4. かな 5. ちょうせん 6. けんとう 7. 前進 8. 名声 9. 改善 10. 成功 11. 到達 12. 大丈夫

54日

中華料理

——線部の読み方をカタカナで、□は漢字を書きましょう。

622問達成！

月　日

得点　／10

1 餃子

2 焼売

3 雲呑

4 叉焼麺《メン》

5 青椒肉絲

6 □《チャー》飯《ハン》

7 □《はる》□《まき》

8 □《マー》□《ボー》豆腐《どうふ》

9 □《はっ》□《ぽう》□《さい》

10 □《タン》□《タン》麺《メン》

52日の答え ▶ 1.むつき 2.みなづき 3.うづき 4.さつき 5.かんなづき（かみなづき）
6.きさらぎ 7.文 8.長 9.葉 10.弥生 11.霜 12.師走

55日 愛情表現

——線部の読み方をひらがなで、□は漢字を書きましょう。

634問 達成！

1 愛する人《ひと》を守《まも》る。（　　）

2 一目《ひとめ》で恋に落《お》ちた。（　　）

3 強《つよ》く抱きしめる。（　　）

4 妹《いもうと》が姉《あね》を慕う。（　　）

5 永遠《えいえん》の愛を誓う。（　　）

6 笑顔を交《か》わす。（　　）

7 互《たが》いを□《おも》いやる。

8 手《て》をつないで□《ある》く。

9 彼《かれ》を□《ふ》り向《む》かせる。

10 互《たが》いの心《こころ》に□《よ》り添《そ》う。

11 相手《あいて》を□《たい》□《せつ》にする。

12 □《こう》□《い》をいだく。

月　日

得点　／12

53日の答え ▶ 1.こうてい 2.しゅうし 3.へんどう 4.きゅうじん 5.きょうきゅう 6.じょうじょう 7.円高 8.格付 9.資本 10.配当 11.相場 12.景気

56日

勝ち負けの表現

――線部の読み方をひらがなで、□は漢字を書きましょう。

644問 達成！

月　日

得点　／10

1　力《ちから》尽《つ》きて降参する。（　　）

2　完封で勝利《しょうり》する。（　　）

3　白旗を掲《かか》げる。（　　）

4　雪辱を果《は》たす。（　　）

5　勝利《しょうり》の雄叫び。（　　）

6　試合《しあい》を□《せい》する。

7　ライバルを打《う》ち□《やぶ》る。

8　全戦《せん》□《ぜん》□《しょう》する。

9　初戦《しょせん》で□《はい》□《たい》する。

10　□《しゅ》□《い》に立《た》つ。

54日の答え ▶ 1.ギョー（ウ）ザ　2.シュー（ウ）マイ　3.ワンタン　4.チャーシュー　5.チンジャオロース(ー)　6.炒　7.春巻　8.麻婆　9.八宝菜　10.担担(々)

57日

身近な調味料

——線部の読み方をひらがなで、□は漢字を書きましょう。

654問達成！

月　日

得点　／10

1 醤油（　　）

2 味噌（　　）

3 麺つゆ（　　）

4 中濃ソース（　　）

5 胡椒（　　）

6 魚《さかな》に□《しお》を振《ふ》る。

7 カレー□《こ》をまぶす。

8 野《や》菜《さい》を□《す》で漬《つ》ける。

9 うどんに□《しち》□《み》をかける。

10 鍋《なべ》に□《りょう》□《り》□《しゅ》を加《くわ》える。

55日の答え ▶ 1.あい 2.こい 3.だ 4.した 5.ちか 6.えがお 7.思 8.歩 9.振 10.寄 11.大切 12.好意

58日

都道府県名

——線部の読み方をひらがなで、□は漢字を書きましょう。

666問達成！

月　日

得点　／12

1 鳥取県《けん》（　　）

2 秋田県《けん》（　　）

3 熊本県《けん》（　　）

4 徳島県《けん》（　　）

5 佐賀県《けん》（　　）

6 三重県《けん》（　　）

7 □《いし》□《かわ》県《けん》

8 □《ち》□《ば》県《けん》

9 □《やま》□《がた》県《けん》

10 □《おき》□《なわ》県《けん》

11 □《みや》□《ぎ》県《けん》

12 □《か》□《な》□《がわ》県《けん》

56日の答え ▶ 1.こうさん 2.かんぷう 3.しろ（ら）はた 4.せつじょく 5.おたけ 6.制 7.破 8.全勝 9.敗退 10.首位

59日

物を用いた慣用句

——線部の読み方をひらがなで、□は漢字を書きましょう。

1 釘を刺《さ》す

2 棚に上《あ》げる

3 網を張《は》る

4 一石を投《とう》じる

5 同《おな》じ釜の飯《めし》を食《く》う

6 思《おも》う壺

7 □《ひだり》うちわ

8 □《ふで》をおく

9 鬼《おに》に□《かな》□《ぼう》

10 陰《かげ》で□《いと》を引《ひ》く

11 □《じゅう》□《ばこ》の隅《すみ》をつつく

12 □《は》□《ぐるま》が狂《くる》う

678問達成！

月　日

得点　／12

57日の答え ▶ 1.しょうゆ 2.みそ 3.めん 4.ちゅうのう 5.こしょう 6.塩 7.粉 8.酢 9.七味 10.料理酒

60日

よく使う三字熟語

――線部の読み方をひらがなで、□は漢字を書きましょう。

690問達成！

月　日

得点　／12

1 赤裸々

2 審美眼

3 金輪際

4 下克上

5 河川敷

6 幼馴染

7 □《あお》□《じゃ》□《しん》を描《えが》く。

8 □《い》□《く》□《じ》がない。

9 □《こ》□《ざい》□《く》が通《つう》じない。

10 □《しょう》□《ねん》□《ば》を迎《むか》える。

11 □《り》□《ふ》□《じん》な要求《ようきゅう》。

12 上司《じょうし》に□《じか》□《だん》□《ぱん》する。

58日の答え ▶ 1. とっとり　2. あきた　3. くまもと　4. とくしま　5. さが　6. みえ　7. 石川　8. 千葉　9. 山形　10. 沖縄　11. 宮城　12. 神奈川

61日

役所に関することば

――線部の読み方をひらがなで、□は漢字を書きましょう。

702問達成！

月　日

得点　／12

1 ごみの回収。（　　）

2 証明書《しょうめいしょ》の交付。（　　）

3 公文書《こうぶんしょ》の開示。（　　）

4 介護《かいご》の認定。（　　）

5 公園《こうえん》の整備。（　　）

6 印鑑を登録《とうろく》する。（　　）

7 婚姻届《こんいんとどけ》が□《じゅ》□《り》される。

8 □《てん》□《きょ》届《とどけ》を提出《ていしゅつ》する。

9 □《い》□《にん》状《じょう》を用意《ようい》する。

10 □《ぼう》□《さい》計画《けいかく》を立《た》てる。

11 □《こう》□《がく》療養費《りょうようひ》の支給《しきゅう》。

12 □《せ》□《たい》□《ぬし》の欄《らん》。

59日の答え 1.くぎ 2.たな 3.あみ 4.いっせき 5.かま 6.つぼ 7.左 8.筆 9.金棒 10.糸 11.重箱 12.歯車

62日

喜怒哀楽（楽しさ）

——線部の読み方をひらがなで、□は漢字を書きましょう。

714問
達成！

月　日

得点

／12

1 爽やかな目《め》覚《ざ》め。（　　）

2 笑い声《ごえ》が響《ひび》く。（　　）

3 心《こころ》が軽くなる。（　　）

4 清々しい朝《あさ》。（　　）

5 彼《かれ》は愉快な人《ひと》だ。（　　）

6 小気味よい足音《あしおと》。（　　）

7 □《いのち》の洗濯《せんたく》をする。

8 お□《まつ》り気分《きぶん》になる。

9 笑顔《えがお》の□《た》えない家庭《かてい》。

10 隣人《りんじん》と□《なか》□《よ》くなる。

11 □《き》□《たい》が高《たか》まる。

12 □《はな》□《うた》をうたう。

60日の答え ▶ 1.せきらら 2.しんびがん 3.こんりんざい 4.げこくじょう 5.かせんじ（し）き 6.おさななじみ 7.青写真 8.意気地 9.小細工 10.正念場 11.理不尽 12.直談判

63日

日本の地名（中部）

――線部の読み方をひらがなで、□は漢字を書きましょう。

724問達成！

月　日

得点　／10

1 鯖江市《し》（福井県《ふくいけん》）眼鏡《めがね》のフレーム生産《せいさん》で有名《ゆうめい》。（　　　）

2 滑川市《し》（富山県《とやまけん》）春先《はるさき》のホタルイカ漁《りょう》は神秘的《しんぴてき》。（　　　）

3 妙高高原《こうげん》（新潟県《にいがたけん》）スキー場《じょう》で有名《ゆうめい》。（　　　）

4 諏訪市《し》（長野県《ながのけん》）湖《みずうみ》で有名《ゆうめい》。（　　　）

5 各務原市《し》（岐阜県《ぎふけん》）中山道《なかせんどう》の鵜沼宿《うぬまじゅく》があった。（　　　）

6 □《はま》□《まつ》市《し》（静岡県《しずおかけん》）バイクと楽器製造《がっきせいぞう》の町《まち》。

7 □《ぬま》□《づ》市《し》（静岡県《しずおかけん》）日本有数《にほんゆうすう》の干物生産地《ひものせいさんち》。

8 □《くろ》□《べ》ダム（富山県《とやまけん》）有名《ゆうめい》な大規模《だいきぼ》ダム。

9 □《やま》□《なか》湖村《こむら》（山梨県《やまなしけん》）富士五湖《ふじごこ》の一《ひと》つの湖《みずうみ》がある。

10 □《た》□《じ》見市《みし》（岐阜県《ぎふけん》）夏《なつ》の暑《あつ》さで有名《ゆうめい》。

61日の答え ▶ 1.かいしゅう 2.こうふ 3.かいじ 4.にんてい 5.せいび 6.いんかん 7.受理 8.転居 9.委任 10.防災 11.高額 12.世帯主

64日

挨拶

——線部の読み方をひらがなで、□は漢字を書きましょう。

734問 達成！

月　日

得点　／10

1 初めまして。（　　）

2 誠に恐《おそ》れ入《い》りますが。（　　）

3 お久しぶりです。（　　）

4 調子はどうですか。（　　）

5 ご機嫌よう。（　　）

6 お□《げん》□《き》ですか。

7 お□《か》わりありませんか。

8 よろしくお□《ねが》いします。

9 またお□《あ》いしましょう。

10 お先《さき》に□《しつ》□《れい》します。

62日の答え ▶ 1. さわ 2. わら 3. かる 4. すがすが 5. ゆかい 6. こきみ 7. 命 8. 祭 9. 絶 10. 仲良 11. 期待 12. 鼻歌（唄）

65日

鳥類の名前

——線部の読み方をひらがなで、□は漢字を書きましょう。

744問 達成！

1 雀

2 鳥

3 鴨

4 海猫

5 雷鳥

（　　）（　　）（　　）（　　）（　　）

6 □《しち》□《めん》鳥

7 □《はく》鳥

8 □《きゅう》□《かん》鳥

9 極《ごく》□《らく》鳥

10 □《はと》

得点　月　日　／10

63日の答え ▶ 1．さばえ 2．なめりかわ 3．みょうこう 4．すわ 5．かかみがはら 6．浜松 7．沼津 8．黒部 9．山中 10．多治

66日

類義語

□に漢字を書き、類義語の組を完成させましょう。

1 最《さい》善《ぜん》＝最《さい》□《りょう》

2 決《けつ》断《だん》＝決《けっ》□《しん》

3 集《しゅう》計《けい》＝□《ごう》計《けい》

4 所《しょ》持《じ》＝所《しょ》□《ゆう》

5 永《えい》遠《えん》＝永《えい》□《きゅう》

6 不《ふ》満《まん》＝不《ふ》□《ふく》

7 人《じん》民《みん》＝□《こく》民《みん》

8 文《ぶん》化《か》＝文《ぶん》□《めい》

9 目《もく》標《ひょう》＝目《もく》□《てき》

10 著《ちょ》者《しゃ》＝□《さく》者《しゃ》

11 鍛《たん》練《れん》＝□《くん》練《れん》

12 願《がん》望《ぼう》＝□《き》望《ぼう》

756問達成！

月　日

得点　／12

64日の答え ▶ 1．はじ　2．まこと　3．ひさ　4．ちょうし　5．きげん　6．元気　7．変　8．願　9．会　10．失礼

67日

感謝

——線部の読み方をひらがなで、□は漢字を書きましょう。

766問 達成！

月　日

得点 ／10

1 ご親切《しんせつ》、痛み入《い》ります。（　　）

2 お蔭様《さま》で完成《かんせい》しました。（　　）

3 過分なご配慮《はいりょ》を頂《いただ》く。（　　）

4 ご愛顧に応《こた》える。（　　）

5 恐悦至極《しごく》に存《ぞん》じます。（　　）

6 お□《れい》の言葉《ことば》もありません。

7 足《あし》を□《む》けて寝《ね》られません。

8 このご□《おん》は一生《いっしょう》忘《わす》れません。

9 相手《あいて》に□《しゃ》□《い》を伝《つた》える。

10 帰《かえ》りに□《すん》□《し》を渡《わた》す。

65日の答え ▶ 1. すずめ 2. からす 3. かも 4. うみねこ 5. らいちょう 6. 七面 7. 白 8. 九官 9. 楽 10. 鳩

68日

年齢を表すことば

□に漢字を書きましょう。

1 □《し》学《がく》（十五歳《じゅうごさい》）

2 □《じゃっ》冠《かん》（二十歳《はたち》）

3 □《ち》命《めい》（五十歳《ごじっさい》）

4 □《かん》暦《れき》（六十一歳《ろくじゅういっさい》）

5 □《こ》希《き》（七十歳《ななじっさい》）

6 □《き》寿《じゅ》（七十七歳《ななじゅうななさい》）

7 □《べい》寿《じゅ》（八十八歳《はちじゅうはっさい》）

8 □《そつ》寿《じゅ》（九十歳《きゅうじっさい》）

9 □《はく》寿《じゅ》（九十九歳《きゅうじゅうきゅうさい》）

10 □《ちゃ》寿《じゅ》（百八歳《ひゃくはっさい》）

776問 達成！

月　日

得点　／10

66日の答え ▶ 1.良 2.心 3.合 4.有 5.久 6.服 7.国 8.明 9.的 10.作 11.訓 12.希

69日

飲み物・お酒

――線部の読み方をひらがな、またはカタカナで、□は漢字を書きましょう。

1 煎茶

2 珈琲

3 甘酒

4 芋焼酎

5 烏龍茶

6 葡萄酒

7 □《ばん》茶《ちゃ》

8 □《まっ》茶《ちゃ》

9 □《ビール》酒

10 □《はっ》□《ぽう》酒《しゅ》

11 □《たん》□《さん》飲料《いんりょう》

12 □《じゅん》□《まい》大吟醸《だいぎんじょう》

788問達成！

月　日

得点　／12

67日の答え ▶ 1.いた 2.かげ 3.かぶん 4.あいこ 5.きょうえつ 6.礼 7.向 8.恩 9.謝意 10.寸志

70日

美しい日本語

――線部の読み方をひらがなで、□は漢字を書きましょう。

800問達成！

月　日

得点　／12

1　美《うつく》しい心《こころ》を培う。

2　雅やかな和《わ》装《そう》。

3　華やかな表情《ひょうじょう》。

4　恋文をしたためる。

5　山紫《さんし》水明の名所《めいしょ》。

6　趣深《ぶか》い文章《ぶんしょう》。

7　□《か》□《ちょう》風月《ふうげつ》を愛《め》でる。

8　健《すこ》やかな体《からだ》を□《はぐく》む。

9　□《ゆき》□《あ》かりの道《みち》を歩《ある》く。

10　□《す》足《あし》で浜《はま》を歩《ある》く。

11　水《みず》が□《したた》る。

12　家族《かぞく》の□《きずな》を実感《じっかん》する。

68日の答え ▶ 1.志 2.弱 3.知 4.還 5.古 6.喜 7.米 8.卒 9.白 10.茶

71日

日本の祭りや踊り

——線部の読み方をひらがなで書きましょう。

810問達成！

月　日

得点　／10

1 時代祭《まつり》（京《きょう》都《と》市《し》左《さ》京《きょう》区《く》）（　　）

2 葵祭《まつり》（京《きょう》都《と》市《し》）（　　）

3 天神祭《まつり》（大阪《おおさか》市《し》北区《きたく》）（　　）

4 貴船まつり（神奈川県《かながわけん》真鶴町《まなづるまち》）（　　）

5 長崎くんち（長崎県《けん》長崎市《し》）（　　）

6 神田祭《まつり》（東京都《とうきょうと》千代田区《ちよだく》）（　　）

7 祇園祭《まつり》（京都市《きょうとし》東山区《ひがしやまく》）（　　）

8 犬山祭《まつり》（愛知県《あいちけん》犬山市《し》）（　　）

9 西条まつり（愛媛県《えひめけん》西条市《し》）（　　）

10 高山祭《まつり》（岐阜県《ぎふけん》高山市《し》）（　　）

69日の答え ▶ 1. せんちゃ 2. コーヒー 3. あまざけ 4. いもじょうちゅう 5. ウーロンちゃ 6. ぶどうしゅ（ワイン）7. 番 8. 抹 9. 麦 10. 発泡 11. 炭酸 12. 純米

72日

婚礼のスピーチ

――線部の読み方をひらがなで、□は漢字を書きましょう。

820問達成！

月　日

得点　／10

1 ご列席頂《いただ》く。（　　）

2 ご両家の皆様《みなさま》。（　　）

3 お言葉《ことば》を賜る。（　　）

4 乾杯の音頭《おんど》をとる。（　　）

5 ご紹介《しょうかい》に与る。（　　）

6 □《み》□《じゅく》な二人《ふたり》ですが。

7 お□《いそが》しい中《なか》。

8 席をご□《よう》□《い》する。

9 □《ひと》□《こと》ご挨拶《あいさつ》を頂《いただ》く。

10 □《は》れて夫婦《ふうふ》となる。

70日の答え ▶ 1．つちか 2．みやび 3．はな 4．こいぶみ 5．すいめい 6．おもむき 7．花鳥 8．育 9．雪明 10．素 11．滴 12．絆

73日

敬語表現

——線部の読み方をひらがなで、□は漢字を書きましょう。

830問 達成！

得点　／10　月　日

1　すぐに参ります。（　　）

2　社長《しゃちょう》がお越しになる。（　　）

3　すぐに対応《たいおう》致します。（　　）

4　弊社《へいしゃ》にお運び頂《いただ》く。（　　）

5　承知しました。（　　）

6　お□《め》にかかれて光栄《こうえい》です。

7　連絡《れんらく》を□《さ》し上《あ》げます。

8　お□《よ》びいたします。

9　一言《ひとこと》□《もう》し上《あ》げます。

10　お□《とも》いたします。

71日の答え ▶ 1．じだい 2．あおい 3．てんじん 4．きぶね 5．ながさき 6．かんだ 7．ぎおん 8．いぬやま 9．さいじょう 10．たかやま

74日

海にちなんだことば

——線部の読み方をひらがなで、□は漢字を書きましょう。

840問達成！

月　日

得点　／10

1　波間に浮《う》かぶ船《ふね》。（　　）

2　※渚を走《はし》る。（　　）
※波打《う》ちぎわ。

3　※浅瀬で泳《およ》ぐ。（　　）
※水深《すいしん》のあさいところ。

4　航海に出発《しゅっぱつ》する。（　　）

5　湾《わん》の入り江。（　・　）

6　□《すな》□《はま》を歩《ある》く。

7　※□《うな》□《ばら》を見渡《みわた》す。
※広《ひろ》いうみのこと。

8　□《かい》□《よう》調《ちょう》査《さ》を行《おこな》う。

9　□《みさき》に立《た》って波を見《み》る。

10　船《ふね》が□《みなと》に入《はい》る。

72日の答え ▶ 1.れっせき 2.りょうけ 3.たまわ 4.かんぱい 5.あずか 6.未熟 7.忙 8.用意 9.一言 10.晴

75日

心の動き

——線部の読み方をひらがなで、□は漢字を書きましょう。

850問達成！

月　日

得点　／10

1 自己《じこ》嫌悪にかられる。（　　）

2 矢《や》も盾もたまらない。気《き》持《も》ちを抑《おさ》えられない。（　　）

3 難題《なんだい》に閉口する。（　　）

4 深《ふか》く感銘を受《う》ける。（　　）

5 注《ちゅう》意《い》力《りょく》が散漫になる。（　　）

6 成功《せいこう》して□《あじ》をしめる。

7 失言《しつげん》に□《きょう》ざめする。

8 厚意《こうい》が心《こころ》に□《し》みる。

9 強《つよ》く□《いん》□《しょう》に残《のこ》る。

10 話《はなし》を聞《き》いて□《ぜっ》□《く》する。

73日の答え ▶ 1.まい 2.こ 3.いた 4.はこ 5.しょうち 6.目 7.差 8.呼 9.申 10.供（伴）

76日

身近な法律

——線部の読み方をひらがなで、□は漢字を書きましょう。

1 刑法《ほう》

2 社会《しゃかい》福祉法《ほう》

3 最低《さいてい》賃金法《ほう》

4 軽犯罪法《ほう》

5 独占禁止《きんし》法《ほう》

6 皇室《こうしつ》典範

7 □《しょう》□《ねん》法《ほう》

8 □《すい》□《どう》法《ほう》

9 □《みん》法《ぽう》

10 □《けん》□《こう》保険法《ほけんほう》

11 □《きょう》□《いく》基本法《きほんほう》

12 男女雇用機会《だんじょこようきかい》□《きん》□《とう》法《ほう》

862問達成！

月　日

得点　／12

74日の答え ▶ 1. なみま 2. なぎさ 3. あさせ 4. こうかい 5. い・え 6. 砂浜 7. 海原 8. 海洋 9. 岬 10. 港

77日

街や生活

——線部の読み方をひらがなで、□は漢字を書きましょう。

874問達成！

月　日

得点　／12

1 バス停でバスを待《ま》つ。（　　）

2 新鮮《しんせん》な魚《さかな》の市場。（　　）

3 道路を横切《よこぎ》る。（　　）

4 赤《あか》い郵便ポスト。（　　）

5 商店街を歩《ある》く。（　　）

6 大《おお》きな幼稚園。（　　）

7 □《はたけ》で野菜《やさい》を育《そだ》てる。

8 □《た》んぼに稲《いね》を植《う》える。

9 子《こ》どもが□《がっ》□《こう》に通《かよ》う。

10 □《こう》□《ばん》で道《みち》を聞《き》く。

11 □《しょ》□《てん》で本《ほん》を買《か》う。

12 □《ぎん》□《こう》にお金《かね》を預《あず》ける。

75日の答え ▶ 1.けんお 2.たて 3.へいこう 4.かんめい 5.さんまん 6.味 7.興 8.染（沁）9.印象 10.絶句

78日

日本の地名（中国・四国）

――線部の読み方をひらがなで、□は漢字を書きましょう。

884問
達成！

月　日

得点
／10

1 安来市《し》（島根県《しまねけん》）安来節《ぶし》で有名《ゆうめい》。（　　）

2 米子市《し》（鳥取県《とっとりけん》）山陰《さんいん》地方《ちほう》の中央《ちゅうおう》に位置《いち》する。（　　）

3 廿日市市《し》（広島県《ひろしまけん》）「安芸《あき》の宮島《みやじま》」で有名《ゆうめい》。（　　）

4 高砂市《し》（兵庫県《ひょうごけん》）古墳《こふん》が多《おお》くある。（　　）

5 隠岐諸島《しょとう》（島根県《しまねけん》）黒曜石《こくようせき》の産地《さんち》。（　　）

6 □《ふく》□《やま》市《し》（広島県《ひろしまけん》）広島県第二《ひろしまけんだいに》の市《し》。

7 □《くら》□《しき》市《し》（岡山県《おかやまけん》）瀬戸《せと》大橋《おおはし》がある。

8 □《しょう》□《ど》島《しま》（香川県《かがわけん》）『二十四《にじゅうし》の瞳《ひとみ》』の舞台《ぶたい》で有名《ゆうめい》。

9 □《なる》□《と》市《し》（徳島県《とくしまけん》）海峡《かいきょう》と渦潮《うずしお》で有名《ゆうめい》。

10 四《し》□《まん》□《と》市《し》（高知県《こうちけん》）大《おお》きな川《かわ》がある。

76日の答え ▶ 1．けい 2．ふくし 3．ちんぎん 4．けいはんざい 5．どくせん 6．てんぱん 7．少年 8．水道 9．民 10．健康 11．教育 12．均等

79日

後ろ向きなことば

——線部の読み方をひらがなで、□は漢字を書きましょう。

896問 達成！

月　日

得点 ／12

1 浮ついた考《かんが》え。（　　）

2 上司《じょうし》を敬遠する。（　　）

3 胸騒ぎがする。（　　）

4 経済《けいざい》が衰退する。（　　）

5 大《おお》舞《ぶ》台《たい》に尻込みする。（　　）

6 孤独を感《かん》じる。（　　）

7 仕《し》事《ごと》を□《なま》ける。

8 やる気《き》を□《うしな》う。

9 進《しん》路《ろ》を□《と》ざす。

10 □《た》□《りき》本願《ほんがん》なやり方《かた》。

11 お先《さき》□《ま》っ□《くら》だ。

12 事《じ》態《たい》が□《あっ》□《か》する。

77日の答え ▶ 1.てい 2.いちば（しじょう）3.どうろ 4.ゆうびん 5.しょうてんがい 6.ようちえん 7.畑 8.田 9.学校 10.交番 11.書店 12.銀行

80日

和食

——線部の読み方をひらがなで、□は漢字を書きましょう。

1 お吸い物《もの》

2 糠漬け

3 蒲焼き

4 蕎麦

5 鴨南蛮

6 天婦羅

7 蛸《たこ》の□《す》の物《もの》

8 白菜《はくさい》の□《こう》の物《もの》

9 正月《しょうがつ》のお□《せち》料理《りょうり》

10 海苔《のり》の□《つくだ》□《に》

11 和牛《わぎゅう》の□《てっ》□《ぱん》□《や》き

12 □《ちゃ》□《わん》□《む》し

908問達成！

月　日

得点　／12

78日の答え ▶ 1. やすぎ 2. よなご 3. はつかいち 4. たかさご 5. おき 6. 福山 7. 倉敷 8. 小豆 9. 鳴門 10. 万十

81日

人生を表す四字熟語

——線部の読み方をひらがなで、□は漢字を書きましょう。

918問 達成！

月　日

得点　／10

1 人生《じんせい》行路（　　）

2 愛別《あいべつ》離苦（　　）

3 波乱万丈《ばんじょう》（　　）

4 合縁奇《き》縁（　　）

5 則天去《きょ》私《し》（　　）

私心《ししん》を捨《す》てて自然《しぜん》に身《み》を任《まか》せること。

6 一《いっ》□《せ》一《いち》□《だい》

7 □《しん》□《き》一転《いってん》

8 □《あく》□《じ》千里《せんり》

9 日進《にっしん》□《げっ》□《ぽ》

10 一《いち》□《ご》一《いち》□《え》

79日の答え▶ 1.うわ 2.けいえん 3.むなさわ 4.すいたい 5.しりご 6.こどく 7.怠 8.失 9.閉 10.他力 11.真・暗 12.悪化

82日

旅のことば

――線部の読み方をひらがなで、□は漢字を書きましょう。

930問 達成！

月　日

得点　／12

1 美《び》食《しょく》巡りの旅《たび》。（　　）

2 旅先《たびさき》で写真《しゃしん》を撮る。（　　）

3 旅《たび》のお土産を買《か》う。（　　）

4 名勝を楽《たの》しむ旅《たび》。（　　）

5 国内《こくない》を周遊する。（　　）

6 長旅《ながたび》の必需品。（　　）

7 気軽《きがる》な□《ひ》□《がえ》り旅行《りょこう》。

8 家族《かぞく》で□《かい》□《がい》旅行《りょこう》をする。

9 旅行《りょこう》の□《けい》□《かく》を立《た》てる。

10 列車《れっしゃ》の席《せき》を□《よ》□《やく》する。

11 あちこち□《けん》□《ぶつ》して回《まわ》る。

12 □《しゅく》□《はく》先《さき》を決《き》める。

80日の答え ▶ 1．す 2．ぬかづ 3．かばや 4．そば 5．かもなんばん 6．てんぷら 7．酢 8．香 9．節 10．佃煮 11．鉄板焼 12．茶碗蒸

83日

喜怒哀楽（悲しみ）

――線部の読み方をひらがなで、□は漢字を書きましょう。

942問 達成！

月　日

得点　／12

1 涙《なみだ》を誘われる。（　　）

2 胸《むね》が締めつけられる。（　　）

3 涙《なみだ》で頬《ほお》を濡らす。（　　）

4 悲劇に見舞《みま》われる。（　　）

5 意気《いき》消沈する。（　　）

6 失恋《しつれん》で傷心する。（　　）

7 □《み》も世《よ》もないと泣《な》く。

8 □《せつ》なさがこみ上《あ》げる。

9 気分《きぶん》が落《お》ち□《こ》む。

10 気《き》の□《どく》でならない。

11 □《ふ》□《しあわ》せだと感《かん》じる。

12 深《ふか》い□《ぜつ》□《ぼう》。

81日の答え ▶ 1.こうろ 2.りく 3.はらん 4.あいえん 5.そくてん 6.世・代 7.心機 8.悪事 9.月歩 10.期・会

84日

相撲にまつわることば

――線部の読み方をひらがなで、□は漢字を書きましょう。

952問達成！

月　日

得点　／10

1 横綱を目指《めざ》す。（　　）

2 相撲《すもう》部屋《べや》の女将さん。（　　）

3 引退《いんたい》の断髪式《しき》。（　　）

4 相手《あいて》の廻しをとる。（　　）

5 土俵を割《わ》る。（　　）

土俵から足《あし》が出《で》る。負《ま》ける。

6 □□《でし》を従《したが》える。

7 □□《せきとり》に昇格《しょうかく》する。

8 負《ま》けを「□《つち》が付《つ》く」と言《い》う。

9 □□《しき》り直《なお》しをする。

10 進退《しんたい》をかけた□□□《おおいちばん》。

82日の答え▶ 1.めぐ 2.と 3.みやげ 4.めいしょう 5.しゅうゆう 6.ひつじゅひん 7.日帰 8.海外 9.計画 10.予約 11.見物 12.宿泊

85日

役所に関することば

——線部の読み方をひらがなで、□は漢字を書きましょう。

964問達成！

月　日

得点　／12

1 粗大ごみの回収《かいしゅう》。（　　）

2 転入《てんにゅう》届を出《だ》す。（　　）

3 納税証明書《しょうめいしょ》の発行《はっこう》。（　　）

4 戸籍《こせき》抄本。（　　）

5 戸籍《こせき》謄本。（　　）

6 行政文書《ぎょうせいぶんしょ》の公開《こうかい》請求。（　　）

7 □《ぼ》□《し》健康手帳《けんこうてちょう》。

8 □《し》□《えい》の公共《こうきょう》施設《しせつ》。

9 □《ほ》□《いく》所《しょ》の申《もう》し込《こ》み。

10 医療費《いりょうひ》□《じょ》□《せい》制度《せいど》。

11 □《じゅう》□《みん》□《ひょう》を移《うつ》す。

12 すまいに関《かん》する□《ほ》□《じょ》。

83日の答え ▶ 1.さそ 2.し 3.ぬ 4.ひげき 5.しょうちん 6.しょうしん 7.身 8.切 9.込 10.毒 11.不幸 12.絶望

86日

家事

——線部の読み方をひらがなで、□は漢字を書きましょう。

976問 達成！

月　日

得点　／12

1 炊事をする。（　　）

2 部屋《へや》を掃除する。（　　）

3 衣服《いふく》を洗濯する。（　　）

4 裁縫の得意《とくい》な祖母《そぼ》。（　　）

5 食事《しょくじ》の献立。（　　）

6 布団を干《ほ》す。（　　）

7 夕飯《ゆうはん》の□《か》い物《もの》。

8 □《にわ》仕事《しごと》をする。

9 □《か》□《けい》を管理《かんり》する。

10 お米《こめ》を□《と》ぐ。

11 早起《はやお》きして□《べん》□《とう》を作《つく》る。

12 子《こ》どもの送《おく》り□《むか》え。

84日の答え ▶ 1.よこづな 2.おかみ 3.だんぱつ 4.まわ 5.どひょう 6.弟子 7.関取 8.土 9.仕切 10.大一番

87日

日本の地名（九州・沖縄）

――線部の読み方をひらがなで、□は漢字を書きましょう。

986問達成！

月　日

得点　/10

1 枕崎市《し》（鹿児島県《かごしまけん》）
鰹節《かつおぶし》の生産量《せいさんりょう》は日本一《にほんいち》。
（　　）

2 奄美大島《おおしま》（鹿児島県《かごしまけん》）
特別天然記念物《とくべつてんねんきねんぶつ》のウサギがいる。
（　　）

3 阿蘇市《し》（熊本県《くまもとけん》）
日本有数《にほんゆうすう》の火山《かざん》の町《まち》。
（　　）

4 嬉野市《し》（佐賀県《さがけん》）
お茶《ちゃ》と温泉《おんせん》が有名《ゆうめい》。
（　　）

5 久留米市《し》（福岡県《ふくおかけん》）
福岡県第三《ふくおかけんだいさん》の市《し》。
（　　）

6 □《た》□《がわ》市《し》（福岡県《ふくおかけん》）
炭坑節発祥《たんこうぶしはっしょう》の地《ち》。

7 □《ご》□《とう》列《れっ》島（長崎県《ながさきけん》）
九州最西端《きゅうしゅうさいせいたん》の列《れっ》島。

8 □《よ》□《ろん》島《じま》（鹿児島県《かごしまけん》）
鹿児島最南端《かごしまさいなんたん》の島《しま》。

9 □《から》□《つ》市《し》（佐賀県《さがけん》）
玄界灘《げんかいなだ》に面《めん》する町《まち》。

10 □《な》□《ご》市《し》（沖縄県《おきなわけん》）
九州《きゅうしゅう》・沖縄《おきなわ》サミット開催《かいさい》の地《ち》。

85日の答え ▶ 1．そだい　2．とどけ　3．のうぜい　4．しょうほん　5．とうほん　6．せいきゅう　7．母子　8．市営　9．保育　10．助成　11．住民票　12．補助

88日

「○○的」な表現

——線部の読み方をひらがなで、□は漢字を書きましょう。

998問達成！

月　日　得点　／12

1 古典的《てき》な作品《さくひん》。（　　）

2 具体的《てき》に述《の》べる。（　　）

3 抽象的《てき》な説明《せつめい》。（　　）

4 意図的《てき》に振《ふ》る舞《ま》う。（　　）

5 画期的《てき》な新商品《しんしょうひん》。（　　）

6 奇跡的《てき》に生還《せいかん》した。（　　）

7 □《き》□《ほん》的《てき》な操作《そうさ》を覚《おぼ》える。

8 □《じん》□《どう》的観点《てきかんてん》から考《かんが》える。

9 □《じ》□《はつ》的《てき》に取《と》り組《く》む。

10 □《こう》□《りつ》的《てき》に勉強《べんきょう》する。

11 □《うん》□《めい》的《てき》な出会《であ》い。

12 □《れき》□《し》的《てき》な事件《じけん》。

86日の答え ▶ 1.すいじ 2.そうじ 3.せんたく 4.さいほう 5.こんだて 6.ふとん 7.買 8.庭 9.家計 10.研 11.弁当 12.迎

89日

季節にちなむ言い回し（夏）

——線部の読み方をひらがなで、□は漢字を書きましょう。

1 日《ひ》差《ざ》しが強くなる。（　　）

2 うだるような暑さ。（　　）

3 お盆休みに帰《き》省《せい》する。（　　）

4 木陰で休《やす》む。（　　）

5 怪談話《ばなし》で涼《すず》む。（　　）

6 紫外線に注《ちゅう》意《い》する。（　　）

7 蟬《せみ》の□《こえ》が大《おお》きくなる。

8 □《うみ》□《びら》き。

9 プールで□《およ》ぐ。

10 □《なが》しそうめんを食《た》べる。

11 □《むし》□《と》りに行《い》く。

12 猛《もう》暑《しょ》日《び》の□《すい》□《ぶん》補《ほ》給《きゅう》。

1010問達成！

月　日

得点　／12

87日の答え ▶ 1.まくらざき 2.あまみ 3.あそ 4.うれしの 5.くるめ 6.田川 7.五島 8.与論 9.唐津 10.名護

90日

状態・程度を表す

——線部の読み方をひらがなで、□は漢字を書きましょう。

1022問 達成！

月　日

得点　／12

1 今日《きょう》は特に忙《いそが》しい。
（　　）

2 薄い雲《くも》に覆《おお》われる。
（　　）

3 平和《へいわ》を切に願《ねが》う。
（　　）

4 危うく難《なん》を逃《のが》れる。
（　　）

5 大層立派《りっぱ》な家《いえ》だ。
（　　）

6 新鮮な魚《さかな》を食《た》べる。
（　　）

7 □《もっと》も大《おお》きな動物《どうぶつ》。

8 □《ごう》□《いん》な誘《さそ》いを断《ことわ》る。

9 □《いっ》□《きょ》に押《お》し寄《よ》せる。

10 □《だん》□《こ》として拒否《きょひ》する。

11 料理《りょうり》が□《じょう》□《ず》だ。

12 □《ひ》□《かく》□《てき》静《しず》かだ。

88日の答え ▶ 1.こてん 2.ぐたい 3.ちゅうしょう 4.いと 5.かっき 6.きせき 7.基本 8.人道 9.自発 10.効率 11.運命 12.歴史

91日

「食」の言い回し

——線部の読み方をひらがなで、□は漢字を書きましょう。

1034問 達成！

月　日

得点　／12

1 よく噛んで食《た》べる。（　　）

2 ソースを舐める。（　　）

3 脂っこいソース。（　　）

4 こりこりとした歯応え。（　　）

5 肉《にく》の旨味を味《あじ》わう。（　　）

6 甘酸っぱい果物《くだもの》。（　　）

7 □《なめ》らかな食感《しょっかん》。

8 よく□《ねば》る餅《もち》。

9 □《くち》□《なお》しにお茶《ちゃ》を飲《の》む。

10 □《した》□《ざわ》りを楽《たの》しむ。

11 □《げき》□《から》料《りょう》理《り》で汗《あせ》をかく。

12 □《しも》□《ふ》りの牛肉《ぎゅうにく》。

89日の答え ▶ 1.つよ 2.あつ 3.ぼんやす 4.こかげ 5.かいだん 6.しがいせん 7.声 8.海開 9.泳 10.流 11.虫捕（取） 12.水分

92日

挨拶

——線部の読み方をひらがなで、□は漢字を書きましょう。

1046問 達成！

月　日

得点 ／12

1 手《て》を振って見《み》送《おく》る。（　　）

2 目礼を交《か》わす。（　　）

3 お疲れさまです。（　　）

4 お噂はかねがね。（　　）

5 お邪魔します。（　　）

6 ご無沙汰しています。（　　）

7 いかがお□《す》ごしですか。

8 ただいま□《もど》りました。

9 □《い》ってきます。

10 お□《かえ》りなさい。

11 ご□《か》□《ぞく》によろしく。

12 よいお□《とし》を。

90日の答え ▶ 1.とく 2.うす 3.せつ 4.あや 5.たいそう 6.しんせん 7.最 8.強引 9.一挙 10.断固 11.上手 12.比較的

93日

季語 夏

——線部の読み方をひらがなで、□は漢字を書きましょう。

1058問 達成！

月　日

得点　／12

1 蛍

2 ラジオ体操

3 帰省

4 風鈴

5 夕涼み

6 夏帯

7 □《にし》日《び》

8 □《こおり》□《みず》

9 □《じん》平《べい》

10 □《しん》茶《ちゃ》

11 □《にゅう》□《どう》雲《ぐも》

12 □《かい》□《すい》□《よく》

91日の答え ▶ 1.か 2.な 3.あぶら 4.はごた 5.うまみ 6.あまず 7.滑 8.粘 9.口直 10.舌触 11.激辛 12.霜降

94日

街にある看板や表示

――線部の読み方をひらがなで、□は漢字を書きましょう。

1070問 達成！

月　日

得点　／12

1 飛び出《だ》し注意《ちゅうい》

2 ペンキ塗りたて

3 重量制限《せいげん》

4 車両《しゃりょう》進入禁止《きんし》

5 撮影禁止《きんし》

6 優先席《せき》

7 一方《いっぽう》□《つう》□《こう》

8 二十四《にじゅうよ》□《じ》□《かん》営業《えいぎょう》

9 □《よこ》□《かぜ》注意《ちゅうい》

10 □《か》□《き》厳禁《げんきん》

11 □《う》□《せつ》禁止《きんし》

12 道路《どうろ》□《こう》□《じ》中《ちゅう》

92日の答え ▶ 1.ふ 2.もくれい 3.つか 4.うわさ 5.じゃま 6.ぶさた 7.過 8.戻 9.行 10.帰 11.家族 12.年

95日

親子親戚関係

——線部の読み方をひらがなで、□は漢字を書きましょう。

1 父

2 母

3 叔父

4 叔母

5 兄弟

6 姉妹

7 □□《そふ》

8 □□《そぼ》

9 □《つま》

10 □《おっと》

11 □□《むすこ》

12 □《むすめ》

1082問 達成！

月 日

得点 ／12

93日の答え ▶ 1．ほたる 2．たいそう 3．きせい 4．ふうりん 5．ゆうすず 6．なつおび 7．西 8．氷水 9．甚 10．新 11．入道 12．海水浴

96日

人柄を表す四字熟語

――線部の読み方をひらがなで、□は漢字を書きましょう。

1092問達成！

月　日

得点　／10

1 天衣無縫《むほう》
無邪気《むじゃき》で飾《かざ》り気《け》のないこと。
（　　）

2 小心翼々《よくよく》
慎《つつし》み深《ぶか》く、気《き》が小《ちい》さいこと。
（　　）

3 温厚《おんこう》篤実
情《じょう》に厚《あつ》く、まじめなこと。
（　　）

4 猪突《ちょとつ》猛進
（　　）

5 軽妙洒脱《しゃだつ》
洗練《せんれん》されしゃれている。
（　　）

6 □《ひん》□《こう》方正《ほうせい》

7 □《じ》□《ゆう》奔放《ほんぽう》

8 優柔《ゆうじゅう》□《ふ》□《だん》

9 □《こう》□《めい》正大《せいだい》

10 清廉《せいれん》□《けっ》□《ぱく》

94日の答え ▶ 1.と 2.ぬ 3.じゅうりょう 4.しんにゅう 5.さつえい 6.ゆうせん 7.通行 8.時間 9.横風 10.火気 11.右折 12.工事

97日 テレビ・映画に関することば

——線部の読み方をひらがなで、□は漢字を書きましょう。

1104問 達成！

月　日

得点　／12

1 代役を立《た》てる。

2 映画《えいが》の名《めい》脇役。

3 臨場感《かん》のある場面《ばめん》。

4 作品《さくひん》がお蔵入りになる。

5 興行収入《しゅうにゅう》が発表《はっぴょう》される。

6 映画《えいが》の配給会社《がいしゃ》。

7 ドラマの□《さい》放送《ほうそう》。

8 映画《えいが》に友情《ゆうじょう》□□《しゅつえん》する。

9 若手《わかて》□□《はいゆう》を育成《いくせい》する。

10 日本語《にほんご》□□《じまく》の映画《えいが》。

11 □□《ぎんまく》のスター。

12 □□□《しちょうりつ》の高《たか》い番組《ばんぐみ》。

95日の答え ▶ 1. ちち 2. はは 3. おじ 4. おば 5. きょうだい 6. しまい 7. 祖父 8. 祖母 9. 妻 10. 夫 11. 息子 12. 娘

98日

行動

――線部の読み方をひらがなで、□は漢字を書きましょう。

1116問 達成！

月　日

得点　／12

1 子《こ》どもが駆け出《だ》す。（　　　）

2 音楽《おんがく》を聴く。（　　　）

3 封筒《ふうとう》に切手《きって》を貼る。（　　　）

4 自宅《じたく》に招待する。（　　　）

5 作業《さぎょう》に従事する。（　　　）

6 食品《しょくひん》を貯蔵する。（　　　）

7 ソファーに□《すわ》る。

8 携帯電話《けいたいでんわ》を□《し》□《よう》する。

9 バスに□《じょう》□《しゃ》する。

10 朝早《あさはや》く□《き》□《しょう》する。

11 解答《かいとう》を□《き》□《じゅつ》する。

12 友人宅《ゆうじんたく》を□《ほう》□《もん》する。

96日の答え ▶ 1.てんい 2.しょうしん 3.とくじつ 4.もうしん 5.けいみょう 6.品行 7.自由 8.不断 9.公明 10.潔白

99日

季節のことば（夏）

——線部の読み方をひらがなで、□は漢字を書きましょう。

1128問達成！

月　日

得点　／12

1 猛暑（　　）

2 行水（　　）

3 酷暑（　　）

4 盛夏（　　）

5 納涼（　　）

6 肝試し（　　）

7 縁側《えんがわ》で□《ゆう》□《すず》みをする。

8 車内《しゃない》に□《ねっ》□《き》がこもる。

9 大《おお》きな□《にゅう》□《どう》□《ぐも》。

10 □《せん》□《こう》花《はな》火《び》に火《ひ》をつける。

11 □《ひ》□《しょ》地《ち》に出《で》かける。

12 鰻《うなぎ》で□《しょ》□《き》□《ばら》いをする。

97日の答え ▶ 1. だいやく 2. わきやく 3. りんじょう 4. くらい 5. こうぎょう 6. はいきゅう 7. 再 8. 出演 9. 俳優 10. 字幕 11. 銀幕 12. 視聴率

100日

敬語表現

――線部の読み方をひらがなで、□は漢字を書きましょう。

1140問達成！

月　日

得点　／12

1 先生《せんせい》のお宅《たく》に伺う。

2 貴校は素《す》晴《ば》らしい。

3 粗茶ですが。

4 末席を汚《けが》す。

5 弊社の新商品《しんしょうひん》です。

6 ご清聴に感謝《かんしゃ》します。

7 ご□《らん》ください。

8 お客様《きゃくさま》がお□《み》えになる。

9 □《ぞん》じ上《あ》げません。

10 お□《だい》は結構《けっこう》です。

11 □《しょう》□《しょう》お待《ま》ちください。

12 お手紙《てがみ》を□《はい》□《どく》しました。

98日の答え ▶ 1. か 2. き 3. は 4. しょうたい 5. じゅうじ 6. ちょぞう 7. 座 8. 使用 9. 乗車 10. 起床 11. 記述 12. 訪問

101日

官庁

——線部の読み方をひらがなで、□は漢字を書きましょう。

1152問達成！

月　日

得点　／12

1　観光庁《ちょう》

2　消防庁《ちょう》

3　経済産業省《しょう》

4　国税庁《ちょう》

5　厚生労働《ろうどう》省《しょう》

6　運輸安全《あんぜん》委員会《いいんかい》

7　□《こう》□《あん》調《ちょう》査《さ》庁《ちょう》

8　□《かい》□《けい》検《けん》査《さ》院《いん》

9　□《がい》□《む》省《しょう》

10　国土《こくど》□《ち》□《り》院《いん》

11　農林《のうりん》□《すい》□《さん》省《しょう》

12　□《とっ》□《きょ》庁《ちょう》

99日の答え▶ 1. もうしょ 2. ぎょうずい 3. こくしょ 4. せいか 5. のうりょう 6. きもだめ 7. 夕涼 8. 熱気 9. 入道雲 10. 線香 11. 避暑 12. 暑気払

102日

昭和の名優

——線部の読み方をひらがなで、□は漢字を書きましょう。

1164問達成！

月　日

得点　／12

1　緒《お》形《がた》拳

2　菅原文《ぶん》太《た》

3　渥美清《きよし》

4　山《やま》田《だ》五十鈴

5　樹木希《き》林《りん》

6　森繁久《ひさ》彌《や》

（　　　　）

7　宇《う》野《の》□《じゅう》吉《きち》

8　森《もり》□《みつ》□《こ》

9　松《まつ》田《だ》□《ゆう》□《さく》

10　□《たか》□《くら》健《けん》

11　□《み》□《ふね》敏《とし》郎《ろう》

12　石《いし》原《はら》□《ゆう》□《じ》□《ろう》

100日の答え▶ 1．うかが 2．きこう 3．そちゃ 4．まっせき 5．へいしゃ 6．せいちょう 7．覧 8．見 9．存 10．代 11．少々 12．拝読

103日

日本の温泉地

――線部は読み方をひらがなで、□は漢字を書きましょう。

1 有馬温泉《おんせん》（兵庫《ひょうご》県《けん》神戸《こうべ》市《し》）（　　）

2 道後温泉《おんせん》（愛媛《えひめ》県《けん》松山《まつやま》市《し》）（　　）

3 川湯温泉《おんせん》（北海道《ほっかいどう》川上《かわかみ》郡《ぐん》）（　　）

4 城崎温泉《おんせん》（兵庫《ひょうご》県《けん》豊岡《とよおか》市《し》）（　　）

5 由布院温泉《おんせん》（大分《おおいた》県《けん》由布市《し》）（　　）

6 指宿温泉《おんせん》（鹿児島《かごしま》県《けん》指宿市《し》）（　　）

7 □《くさ》□《つ》温泉《おんせん》（群馬《ぐんま》県《けん》吾妻《あがつま》郡《ぐん》）

8 □《げ》□《ろ》温泉《おんせん》（岐阜《ぎふ》県《けん》）

9 □《はな》□《まき》温泉郷《おんせんごう》（岩手《いわて》県《けん》）

10 □《な》□《す》温泉《おんせん》（栃木《とちぎ》県《けん》）

11 □《べっ》□《ぷ》温泉《おんせん》（大分《おおいた》県《けん》）

12 □《はこ》□《ね》湯本温泉《ゆもとおんせん》（神奈川《かながわ》県《けん》足柄下《あしがらしも》郡《ぐん》）

1176問達成！

月　日

得点　／12

101日の答え▶ 1.かんこう 2.しょうぼう 3.けいざいさんぎょう 4.こくぜい 5.こうせい 6.うんゆ 7.公安 8.会計 9.外務 10.地理 11.水産 12.特許

104日

喜怒哀楽（楽しさ）

——線部の読み方をひらがなで、□は漢字を書きましょう。

1188問達成！

月　日

得点　／12

1 話《はなし》が盛り上《あ》がる。（　　）

2 楽《たの》しみで胸《むね》が躍る。（　　）

3 賑やかな食事会《しょくじかい》。（　　）

4 趣味《しゅみ》を満喫する。（　　）

5 上機嫌で話《はな》す。（　　）

6 気《き》持《も》ちが高揚する。（　　）

7 宴席《えんせき》で□《う》かれる。

8 わくわくして□《ねむ》れない。

9 □《む》□《ちゅう》になって遊《あそ》ぶ。

10 □《は》□《め》を外《はず》す。

11 みんなで□《だん》□《しょう》する。

12 □《わ》□《き》あいあいとする。

102日の答え ▶ 1.けん 2.すがわら 3.あつみ 4.いすず 5.きき 6.もりしげ 7.重 8.光子 9.優作 10.高倉 11.三船 12.裕次郎

105日 季節にちなむ言い回し（夏）

——線部の読み方をひらがなで、□は漢字を書きましょう。

1200問達成！

月　日

得点　／12

1 体《からだ》が汗ばむ。

2 夏休《なつやす》みの宿題。

3 湿気が多《おお》い。

4 七夕《たなばた》に短冊を書《か》く。

5 肌《はだ》が焦げつきそうだ。

6 蚊取り線香《せんこう》をたく。

7 □《む》し暑《あつ》い。

8 太陽《たいよう》が□《て》りつける。

9 □《ひ》□《や》け対策《たいさく》をする。

10 スイカ□《わ》りに挑戦《ちょうせん》する。

11 □《と》□《ざん》を楽《たの》しむ。

12 □《みず》□《あそ》びをする。

103日の答え　1.ありま　2.どうご　3.かわゆ　4.きのさき　5.ゆふいん　6.いぶすき　7.草津　8.下呂　9.花巻　10.那須　11.別府　12.箱根

106日

家庭・家族を表す四字熟語

——線部の読み方をひらがなで、□は漢字を書きましょう。

1210問達成！

月　日

得点　／10

1　一族《いちぞく》郎党
血《ち》の繋《つな》がる同族《どうぞく》。
（　　　）

2　比翼連理《れんり》
男女《だんじょ》の仲《なか》が睦《むつ》まじいこと。
（　　　）

3　先祖《せんぞ》伝来
（　　　）

4　孟母《もうぼ》三遷
孟子《もうし》の母《はは》が教育《きょういく》のために3度《ど》引《ひ》っ越《こ》したという故事《こじ》。
（　　　）

5　一家《いっか》団欒
（　　　）

6　□□《いっし》相伝《そうでん》

7　家庭《かてい》□□《えんまん》

8　家内《かない》□□《あんぜん》

9　親類《しんるい》□□《えんじゃ》

10　累世《るいせい》□□《どうきょ》
数世代《すうせだい》が一緒《いっしょ》に住むこと。

104日の答え ▶ 1.も 2.おど 3.にぎ 4.まんきつ 5.じょうきげん 6.こうよう 7.浮 8.眠 9.夢中 10.羽目 11.談笑 12.和気

107日

地形に関することば

——線部の読み方をひらがなで、□は漢字を書きましょう。

1222問 達成！

月　日

得点　／12

1　岬に立《た》つ灯台《とうだい》。（　　）

2　崖に咲《さ》く珍《めずら》しい花《はな》。（　　）

3　沼地を調査《ちょうさ》する。（　　）

4　鳥《とり》が中州に集《あつ》まる。（　　）

5　断層の研究《けんきゅう》。（　　）

6　渓谷でカヌーに乗《の》る。（　　）

7　□《か》□《ざん》活動《かつどう》がおさまる。

8　□《たい》□《りく》を横断《おうだん》する。

9　□《お》□《ね》に沿《そ》って歩《ある》く。

10　□《ぼん》□《ち》特有《とくゆう》の気候《きこう》。

11　□《さ》□《きゅう》でラクダに乗《の》る。

12　□《せん》□《じょう》□《ち》に果樹園《かじゅえん》がある。

105日の答え ▶ 1.あせ 2.しゅくだい 3.しっけ 4.たんざく 5.こ 6.かと 7.蒸 8.照 9.日（陽）焼 10.割 11.登山 12.水遊

108日

仏教に関することば

――線部の読み方をひらがなで書きましょう。

1234問達成！

月　日

得点　／12

1　御《ご》朱印

2　座禅

3　ご先祖様《さま》

4　お遍路

5　過去帳

6　般若心経

7　極楽

8　和尚

9　数珠

10　祇《ぎ》園《おん》精舎

11　袈裟

12　伽藍

106日の答え　1．ろうとう（どう）　2．ひよく　3．でんらい　4．さんせん　5．だんらん　6．一子　7．円満　8．安全　9．縁者　10．同居

109日

よく使う三字熟語

——線部の読み方をひらがなで、□は漢字を書きましょう。

月　日

得点　／12

1　無礼講

2　好事家

3　近似値

4　金字塔

5　急先鋒

6　二枚舌

7　一《いっ》□《ちょう》□《ら》

8　悪《あく》□《じゅん》□《かん》

9　□《い》□《る》□《す》を使《つか》う。

10　夏《なつ》の□《ふう》□《ぶつ》□《し》。

11　□《さい》□《こう》□《ちょう》を迎《むか》える。

12　大学生活《だいがくせいかつ》の□《しゅう》□《たい》□《せい》。

107日の答え　1．みさき 2．がけ 3．ぬまち 4．なかす 5．だんそう 6．けいこく 7．火山 8．大陸 9．尾根 10．盆地 11．砂丘 12．扇状地

110日

身近な法律

——線部の読み方をひらがなで、□は漢字を書きましょう。

1258問 達成！

月　日

得点　／12

1　景品表《ひょう》示《じ》法《ほう》（　　）

2　不正競《きょう》争《そう》防《ぼう》止《し》法《ほう》（　　）

3　鳥獣保《ほ》護《ご》法《ほう》（　　）

4　著作権法《ほう》（　　）

5　労働《ろうどう》基準法《ほう》（　　）

6　公職選挙《せんきょ》法《ほう》（　　）

7　国民《こくみん》の□□《しゅくじつ》に関《かん》する法律《ほうりつ》

8　□□《こっき》及《およ》び国歌《か》に関《かん》する法律《ほうりつ》

9　道路《どうろ》□□《こうつう》法《ほう》

10　□□《ほうそう》法《ほう》

11　育児《いくじ》・介護《かいご》□□《きゅうぎょう》法《ほう》

12　□□□《ぶんかざい》保護法《ほごほう》

108日の答え ▶ 1.しゅいん 2.ざぜん 3.せんぞ 4.へんろ 5.かこちょう 6.はんにゃしんぎょう 7.ごくらく 8.おしょう 9.じゅず 10.しょうじゃ 11.けさ 12.がらん

111日

覚えておきたい　丁寧な表現

――線部の読み方をひらがなで、□は漢字を書きましょう。

1268問達成！

月　日

得点　／10

1　恐れいります。（　　　）

2　存じ上《あ》げています。（　　　）

3　頂戴します。（　　　）

4　拝聴します。（　　　）

5　ご覧ください。（　　　）

6　申《もう》し□《つた》えます。

7　お□《たし》かめください。

8　それで□《けっ》□《こう》です。

9　資料《しりょう》はご□《いり》□《よう》ですか。

10　□《さっ》□《そく》ですがお願《ねが》いします。

109日の答え▶ 1．ぶれいこう 2．こうずか 3．きんじち 4．きんじとう 5．きゅうせんぽう 6．にまいじた 7．張羅 8．循環 9．居留守 10．風物詩 11．最高潮 12．集大成

112日

季語　夏

——線部の読み方をひらがなで、□は漢字を書きましょう。

1280問達成！

月　日

得点　／12

1　雲《くも》の峰

2　炎天

3　虹

4　浴衣

5　網戸

6　団扇

7　□《なつ》□《まつ》り

8　□《くさ》□《ぶえ》

9　□《みじか》□《よ》

10　□《ふん》□《すい》

11　水《みず》□《でっ》□《ぽう》

12　□《りん》□《かん》学校《がっこう》

110日の答え ▶ 1. けいひん 2. ふせい 3. ちょうじゅう 4. ちょさくけん 5. きじゅん 6. こうしょく 7. 祝日 8. 国旗 9. 交通 10. 放送 11. 休業 12. 文化財

113日

料理の言い回し

——線部の読み方をひらがなで、□は漢字を書きましょう。

1　桂剥《む》き

2　燻す

3　落《お》とし蓋

4　裏漉し

5　灰汁抜《ぬ》き

6　小口切《ぎ》り

7　□《すじ》切《き》り

8　□《さ》し水《みず》

9　□《くし》打《う》ち

10　□《かく》し包丁《ぼうちょう》

11　□《めん》□《と》り

12　□《たん》□《ざく》切《ぎ》り

1292問 達成！

月　日

得点　／12

111日の答え ▶ 1.おそ 2.ぞん 3.ちょうだい 4.はいちょう 5.らん 6.伝 7.確 8.結構 9.入用 10.早速

114日

日本の地名（東京）

――線部の読み方をひらがなで、□は漢字を書きましょう。

1302問 達成！

月　日

得点　／10

1 三軒茶屋《ぢゃや》（世田谷区《せたがやく》）江戸時代《えどじだい》の街道《かいどう》にあった店《みせ》が由来《ゆらい》。（　　）

2 築地（中央区《ちゅうおうく》）卸《おろしうり》売市場《しじょう》があった。（　　）

3 神楽坂（新宿区《しんじゅくく》）夏目漱石《なつめそうせき》などの文豪《ぶんごう》が通《かよ》った町《まち》。（　　）

4 亀戸（江東区《こうとうく》）亀戸天神《てんじん》が有名《ゆうめい》。（　　）

5 麹町（千代田区《ちよだく》）甲州街道《こうしゅうかいどう》の東端《とうたん》。（　　）

6 □《つき》□《しま》（中央区《ちゅうおうく》）もんじゃ焼《や》きの町《まち》。

7 □《しろ》□《かね》（港区《みなとく》）有名《ゆうめい》な高級住宅街《こうきゅうじゅうたくがい》。

8 □《あき》□《は》原《ばら》（千代田区《ちよだく》・台東区《たいとうく》）世界《せかい》で知《し》られた電気街《でんきがい》。

9 □《だい》□《かん》山《やま》（渋谷区《しぶやく》）若者《わかもの》に人気《にんき》のおしゃれな町《まち》。

10 □《しん》□《ばし》（港区《みなとく》）サラリーマンの町《まち》。

112日の答え ▶ 1.みね 2.えんてん 3.にじ 4.ゆかた 5.あみど 6.うちわ 7.夏祭 8.草笛 9.短夜 10.噴水 11.鉄砲 12.林間

115日

ご当地野菜などのことば

――線部の読み方をひらがなで書きましょう。

1314問 達成！

月　日

得点　／12

1 三浦大根《だいこん》（神奈川県《かながわけん》三浦半島《はんとう》）

2 佐藤錦（山形県《やまがたけん》各地《かくち》）
サクランボの品種《ひんしゅ》。

3 下仁田葱《ねぎ》（群馬県《ぐんまけん》甘楽郡《かんらぐん》）

4 守口大根《だいこん》（愛知県《あいちけん》丹羽郡《にわぐん》・岐阜県《ぎふけん》各務原市《かかみがはらし》）

5 藤五郎梅《うめ》（新潟県《にいがたけん》新潟市《にいがたし》）

6 紀州梅《うめ》（和歌山県《わかやまけん》各地《かくち》）

7 小松菜（東京都《とうきょうと》江戸川区《えどがわく》）

8 水前寺もやし（熊本県《くまもとけん》熊本市《くまもとし》）

9 安納芋《いも》（鹿児島県《かごしまけん》種子島《たねがしま》）

10 甲州もろこし（山梨県《やまなしけん》南都留郡《みなみつるぐん》）

11 金時にんじん（西日本《にしにほん》各地《かくち》）

12 伊予柑（愛媛県《えひめけん》各地《かくち》）

113日の答え ▶ 1. かつら 2. いぶ 3. ぶた 4. うらご 5. あく 6. こぐち 7. 筋 8. 差 9. 串 10. 隠 11. 面取 12. 短冊

116日

ものの形や様子を表すことば

――線部の読み方をひらがなで、□は漢字を書きましょう。

1326問達成！

月　日

得点　／12

1 目《め》の粗いざる。（　　　）

2 滑らかな手《て》触《ざわ》り。（　　　）

3 真一文字に貫《つらぬ》く。（　　　）

4 重厚なつくりの扉《とびら》。（　　　）

5 流線型の航空《こうくう》機《き》。（　　　）

6 放射状の線《せん》。（　　　）

7 □《ふか》さのある箱《はこ》。

8 □《あさ》い器《うつわ》に盛《も》る。

9 □《ゆみ》なりに反《そ》った板《いた》。

10 ボールは□《きゅう》□《けい》だ。

11 □《かく》□《ば》った容器《ようき》。

12 □《はば》□《ひろ》の靴《くつ》。

114日の答え ▶ 1.さんげん 2.つきじ 3.かぐらざか 4.かめいど 5.こうじまち 6.月島 7.白金 8.秋葉 9.代官 10.新橋

117日

いろいろな生き物

——線部の読み方をひらがなで、□は漢字を書きましょう。

1336問達成！

月　日

得点　／10

1　鼠（　　）

2　蟬（　　）

3　蟹（　　）

4　狼（　　）

5　山羊（　　）

6　□《ぞう》　アフリカゾウ・アジアゾウなど。

7　□《くま》　ヒグマ・ツキノワグマなど。

8　□《くじら》　シロナガスクジラ・マッコウクジラなど。

9　□《さめ》　ノコギリザメなど。

10　□《てん》□《とう》□《むし》　ナナホシテントウなど。

115日の答え▶ 1.みうら 2.さとうにしき 3.しもにた 4.もりぐち 5.とうごろう 6.きしゅう 7.こまつな 8.すいぜんじ 9.あんのう 10.こうしゅう 11.きんとき 12.いよかん

118日

季節のことば（夏）

——線部の読み方をひらがなで、□は漢字を書きましょう。

1348問達成！

月　日

得点　／12

1 暑中見《み》舞《ま》い（　　）

2 雷雨（　　）

3 夏痩せ（　　）

4 初夏（　　）

5 残暑（　　）

6 蟬時雨（　　）

7 お□《ちゅう》□《げん》を贈《おく》る。

8 鮮《あざ》やかな□《あお》□《ば》。

9 突《とつ》然《ぜん》の□《ゆう》□《だち》。

10 □《か》□《き》□《きゅう》□《か》の宿《しゅく》題《だい》。

11 植《しょく》物《ぶつ》が□《なつ》□《が》れする。

12 先《せん》祖《ぞ》の□《はか》□《まい》り。

116日の答え ▶ 1.あら 2.なめ 3.まいちもんじ 4.じゅうこう 5.りゅうせんけい 6.ほうしゃじょう 7.深 8.浅 9.弓 10.球形 11.角張 12.幅広

119日

県庁所在地

――線部の読み方をひらがなで、□は漢字を書きましょう。

1　盛岡市《し》（岩《いわ》手《て》県《けん》）

2　那覇市《し》（沖縄《おきなわ》県《けん》）

3　名古屋市《し》（愛《あい》知《ち》県《けん》）

4　岡山市《し》（岡山県《けん》）

5　鹿児島市《し》（鹿児島県《けん》）

6　福岡市《し》（福岡県《けん》）

7　□《こう》□《ふ》市《し》（山梨《やまなし》県《けん》）

8　□《たか》□《まつ》市《し》（香川《かがわ》県《けん》）

9　□《こう》□《べ》市《し》（兵庫《ひょうご》県《けん》）

10　□《さっ》□《ぽろ》市《し》（北海道《ほっかいどう》）

11　□《おお》□《つ》市《し》（滋賀《しが》県《けん》）

12　□《う》□《つの》□《みや》市《し》（栃木《とちぎ》県《けん》）

1360問達成！

月　日

得点　／12

117日の答え ▶ 1. ねずみ 2. せみ 3. かに 4. おおかみ 5. やぎ 6. 象 7. 熊 8. 鯨 9. 鮫 10. 天道虫

120日

喜怒哀楽（悲しみ）

――線部の読み方をひらがなで、□は漢字を書きましょう。

1 哀れをもよおす。（　　）

2 憂いを帯《お》びる。（　　）

3 つらくて落涙する。（　　）

4 悲嘆に暮《く》れる。（　　）

5 可哀相な結末《けつまつ》。（　　）

6 断腸の思《おも》いだ。（　　）

7 胸《むね》が□《は》り裂《さ》けそうだ。

8 思《おも》わず□《な》き出《だ》す。

9 涙《なみだ》が□《たき》のように流《なが》れる。

10 □《しつ》□《い》のどん底《ぞこ》にいる。

11 悲《かな》しい事件《じけん》に□《しん》□《つう》する。

12 深《ふか》く□《きず》□《つ》く。

1372問達成！

月　日

得点　／12

118日の答え ▶ 1.しょちゅう 2.らいう 3.なつや 4.しょか 5.ざんしょ 6.せみしぐれ 7.中元 8.青葉 9.夕立 10.夏期休暇 11.夏枯 12.墓参

121日

税関連のことば

――線部の読み方をひらがなで、□は漢字を書きましょう。

1384問 達成！

月　日

得点 ／12

1 自動車《じどうしゃ》重量税《ぜい》（　　）

2 酒税《ぜい》（　　）

3 入湯税《ぜい》（　　）

4 所得税《しょとくぜい》の控除（　　）

5 固定《こてい》資産税《ぜい》（　　）

6 直《ちょく》接税《ぜい》と間接税《ぜい》（　　）

7 □□《じゅうみん》税《ぜい》を支払《しはら》う。

8 □□《ほうじん》税《ぜい》の引《ひ》き下《さ》げ。

9 □□《かくてい》申告《しんこく》をする。

10 □《いん》税収入《ぜいしゅうにゅう》がある。

11 □□《しょうひ》税率《ぜいりつ》が変《か》わる。

12 □□《しゅっこく》税《ぜい》の導入《どうにゅう》。

119日の答え ▶ 1．もりおか 2．なは 3．なごや 4．おかやま 5．かごしま 6．ふくおか 7．甲府 8．高松 9．神戸 10．札幌 11．大津 12．宇都宮

122日

相撲にまつわることば

――線部の読み方をひらがなで、□は漢字を書きましょう。

1 肩透かしを食《く》らう。（　　　）

2 行司の声《こえ》が響《ひび》く。（　　　）

3 痛み分《わ》けに終《お》わる。（　　　）

4 角界を率《ひき》いる。（　　　）

5 砂被りで観戦《かんせん》する。（　　　）

6 懐が深《ふか》い。（　　　）

7 □《きん》じ手《て》を使《つか》う。

8 勝負《しょうぶ》で□《め》が出《で》る。

9 □《ぐん》□《ばい》が上《あ》がる。

10 □《いさ》み足《あし》による失態《しったい》。

11 □《つ》き出《だ》しで勝《か》つ。

12 この寒《さむ》さはまだ□《じょ》の口《くち》だ。

1396問 達成！

月　日

得点　／12

120日の答え ▶ 1. あわ 2. うれ 3. らくるい 4. ひたん 5. かわいそう 6. だんちょう 7. 張 8. 泣 9. 滝 10. 失意 11. 心痛 12. 傷付

123日

「普通」を表すことば

——線部の読み方をひらがなで、□は漢字を書きましょう。

1408問達成！

月　日

得点　／12

1 在り来《き》たりな服装《ふくそう》。（　　　）

2 一般的《てき》な意見《いけん》。（　　　）

3 平均的《てき》な気温《きおん》。（　　　）

4 標準的《てき》な体型《たいけい》。（　　　）

5 大方の評判通《ひょうばんどお》りだ。（　　　）

6 往々にしてあること。（　　　）

7 □《あ》りふれた話《はなし》。

8 □《ちゅう》□《くらい》の大《おお》きさ。

9 至極《しごく》□《とう》□《ぜん》。

10 □《つき》□《な》みな言葉《ことば》。

11 □《つう》□《じょう》業務《ぎょうむ》を行《おこな》う。

12 □《せ》□《けん》の常識《じょうしき》。

121日の答え▶ 1.じゅうりょう 2.しゅ 3.にゅうとう 4.こうじょ 5.しさん 6.かんせつ 7.住民 8.法人 9.確定 10.印 11.消費 12.出国

124日

日本の伝統行事

——線部の読み方をひらがなで、□は漢字を書きましょう。

1 書《か》き初め

2 お盆

3 お宮参り

4 初詣

5 紅葉狩り

（　　）（　　）（　　）（　　）（　　）

6 □《せい》□《じん》式《しき》

7 お□《つき》□《み》

8 □《しち》□《ご》□《さん》

9 □《たな》□《ばた》

10 ひな□《まつ》り

1418問達成！

月　日

得点 ／10

122日の答え ▶ 1. かたす 2. ぎょうじ 3. いた 4. かく（っ）かい 5. すなかぶ 6. ふところ 7. 禁 8. 芽 9. 軍配 10. 勇 11. 突 12. 序

125日

褒める表現

――線部の読み方をひらがなで、□は漢字を書きましょう。

1430問 達成！

月　日

得点　／12

1　素敵な部屋《へや》ですね。

2　度胸がある。

3　可愛らしい子犬《こいぬ》。

4　心《こころ》から賞賛する。

5　比類ない作品《さくひん》だ。

6　好印象を抱《いだ》く。

7　□《うつく》しい歌声《うたごえ》だ。

8　ずば□《ぬ》けた才能《さいのう》。

9　□《み》□《ごと》な出来《でき》映《ば》え。

10　□《め》□《ざ》ましい活躍《かつやく》。

11　日本《にほん》の□《ゆう》□《すう》の清流《せいりゅう》。

12　世界《せかい》で□《ゆび》□《お》りの景勝《けいしょう》地《ち》。

123日の答え ▶ 1. あ　2. いっぱん　3. へいきん　4. ひょうじゅん　5. おおかた　6. おうおう　7. 有　8. 中位　9. 当然　10. 月並　11. 通常　12. 世間

126日

旅のことば

――線部の読み方をひらがなで、□は漢字を書きましょう。

1442問 達成！

月　日

得点　／12

1　海《うみ》に臨む客室《きゃくしつ》。

2　有名《ゆうめい》な史跡を訪《たず》ねる。

3　海外《かいがい》へ渡航する。

4　各地《かくち》を漫遊する。

5　寝台列車《れっしゃ》の旅《たび》。

6　添乗員の話《はなし》を聞《き》く。

7　旅行鞄《りょこうかばん》に□《に》□《もつ》を詰《つ》める。

8　□《かん》□《こう》スポットを回《まわ》る。

9　□《たい》□《けん》型《がた》のツアーに参加《さんか》する。

10　□《しゅう》□《がく》旅行中《りょこうちゅう》の生徒《せいと》。

11　□《せ》□《かい》一周旅行《いっしゅうりょこう》をしたい。

12　昔《むかし》ながらの□《おん》□《せん》□《やど》。

124日の答え▶ 1.ぞ 2.ぼん 3.みやまい 4.はつもうで 5.もみじが 6.成人 7.月見 8.七五三 9.七夕 10.祭

127日

樹木の名前

――線部の読み方をひらがなで、□は漢字を書きましょう。

1452問 達成！

月　日

得点　／10

1　柏（　　）

2　楓（　　）

3　欅（　　）

4　檜（　　）

5　胡桃（　　）

6　□《うめ》

7　□《すぎ》

8　□《もも》

9　□《くろ》□《まつ》

10　花《はな》□《みず》□《き》

125日の答え　1．すてき　2．どきょう　3．かわい　4．しょうさん　5．ひるい　6．こういんしょう　7．美　8．抜　9．見事　10．目覚　11．有数　12．指折

128日

仏教に関することば

――線部の読み方をひらがなで、□は漢字を書きましょう。

1464問達成！

月　日

得点　／12

1 説法（　　　）

2 釈迦（　　　）

3 因縁（　　　）

4 輪廻（　　　）

5 功徳（　　　）

6 托鉢（　　　）

7 □《せっ》□《しょう》を禁《きん》ずる。

8 □《しょう》□《じん》料《りょう》理《り》を食《た》べる。

9 和《お》尚《しょう》の□《ど》□《きょう》を聞《き》く。

10 目《め》を閉《と》じて□《がっ》□《しょう》する。

11 寺《じ》院《いん》に□《き》□《しん》する。

12 全《ぜん》国《こく》を□《あん》□《ぎゃ》する。

126日の答え▶ 1.のぞ 2.しせき 3.とこう 4.まんゆう 5.しんだい 6.てんじょういん 7.荷物 8.観光 9.体験 10.修学 11.世界 12.温泉宿

129日

人柄を表す四字熟語

——線部の読み方をひらがなで、□は漢字を書きましょう。

1474問達成！

月　日

得点　／10

1　天真《てんしん》爛漫　（　　）

2　勇猛《ゆうもう》果敢　（　　）

3　冷静《れいせい》沈着　（　　）

4　豪放磊落《らいらく》　（　　）
度量《どりょう》が大《おお》きく、小事《しょうじ》にこだわらないこと。

5　一言《いちげん》居士　（　　）
何《なに》につけても口《くち》を出《だ》す人《ひと》。

6　謹厳《きんげん》□《じっ》□《ちょく》

7　□《ちょく》□《じょう》径行《けいこう》
思《おも》うままに行動《こうどう》すること。

8　無《む》□《し》無《む》□《よく》

9　極悪《ごくあく》□《ひ》□《どう》

10　□《だい》□《たん》不敵《ふてき》

127日の答え▶ 1.かしわ 2.かえで 3.けやき 4.ひのき 5.くるみ 6.梅 7.杉 8.桃 9.黒松 10.水木

130日

スポーツ選手

——線部の読み方をひらがなで書きましょう。

1486問 達成！

月　日

得点　/12

1 川上《かわかみ》哲治（野球《やきゅう》）

2 星野《ほしの》仙一（野球《やきゅう》）

3 沢村《さわむら》栄治（野球《やきゅう》）

4 衣笠祥雄《さちお》（野球《やきゅう》）

5 ジャイアント馬場（プロレス）

6 力道山（プロレス）

7 前畑秀子《ひでこ》（水泳《すいえい》）

8 平尾誠二《せいじ》（ラグビー）

9 猫田勝敏《かつとし》（バレーボール）

10 大鵬（相撲《すもう》）

11 双葉山（相撲《すもう》）

12 千代の富士《ふじ》（相撲《すもう》）

128日の答え▶ 1.せっぽう 2.しゃか 3.いんねん 4.りんね 5.くどく 6.たくはつ 7.殺生 8.精進 9.読経 10.合掌 11.寄進 12.行脚

131日

街や生活

――線部の読み方をひらがなで、□は漢字を書きましょう。

1498問 達成！

月　日

得点　／12

1　道路《どうろ》標識に従《したが》う。（　　）

2　信号のある交差点《こうさてん》。（　　）

3　百貨店《てん》に出《で》かける。（　　）

4　図書館《かん》で本《ほん》を借《か》りる。（　　）

5　消防署の見学《けんがく》。（　　）

6　歩道橋を渡《わた》る。（　　）

7　□《てら》の境内《けいだい》。

8　□□《じんじゃ》で合格祈願《ごうかくきがん》をする。

9　□□《きょうかい》での結婚式《けっこんしき》。

10　□□《こうじょう》で働《はたら》く。

11　□□《こうえん》で休憩《きゅうけい》する。

12　□□《おおがた》ショッピングモール。

129日の答え▶ 1. らんまん 2. かかん 3. ちんちゃく 4. ごうほう 5. こじ 6. 実直 7. 直情 8. 私・欲 9. 非道 10. 大胆

132日

官庁

――線部の読み方をひらがなで、□は漢字を書きましょう。

1510問達成！

月　日

得点　／12

1　海上保《ほ》安《あん》庁《ちょう》（　）

2　林野庁《ちょう》（　）

3　警察庁《ちょう》（　）

4　防衛省《しょう》（　）

5　内閣法制局《きょく》（　）

6　資源エネルギー庁《ちょう》（　）

7　□《ざい》□《む》省《しょう》

8　□《きん》□《ゆう》庁《ちょう》

9　□《く》□《ない》庁《ちょう》

10　□《もん》□《ぶ》科《か》学《がく》省《しょう》

11　□《こう》□《せい》取《とり》引《ひき》委《い》員《いん》会《かい》

12　□《ない》□《かく》□《かん》房《ぼう》

130日の答え▶ 1.てつはる 2.せんいち 3.えいじ 4.きぬがさ 5.ばば 6.りきどうざん 7.まえはた 8.ひらお 9.ねこた（だ）10.たいほう 11.ふたばやま 12.ちよ

133日

日本の地名（東京）

――線部の読み方をひらがなで、□は漢字を書きましょう。

1 谷中（台東区《たいとうく》）
（　　　）

2 浅草（台東区《たいとうく》）
（　　　）

3 豊洲（江東区《こうとうく》）
（　　　）

4 日暮里（荒川区《あらかわく》）
（　　　）

5 荻窪（杉並区《すぎなみく》）
（　　　）

6 蒲田（大田区《おおたく》）
（　　　）

7 □《よつ》□《や》（新宿区《しんじゅくく》）

8 □《なが》□《た》町《ちょう》（千代田区《ちよだく》）

9 □《りょう》□《ごく》（墨田区《すみだく》）

10 □《かめ》□《あり》（葛飾区《かつしかく》）

11 □《はん》□《ぞう》門《もん》（千代田区《ちよだく》）

12 □《か》□《ぶ》□《き》町《ちょう》（新宿区《しんじゅくく》）

1522問 達成！

月　日

得点　／12

131日の答え ▶ 1.ひょうしき 2.しんごう 3.ひゃっか 4.としょ 5.しょうぼうしょ 6.ほどうきょう 7.寺 8.神社 9.教会 10.工場 11.公園 12.大型

134日

挨拶

——線部の読み方をひらがなで、□は漢字を書きましょう。

1534問 達成！

月　日

得点 ／12

1　固《かた》く握手する。（　　）

2　お辞儀をする。（　　）

3　お客様《きゃくさま》に会釈する。（　　）

4　夜分にすみません。（　　）

5　本日《ほんじつ》はお日柄もよく。（　　）

6　近頃《ちかごろ》肌寒いですね。（　　）

7　お□《で》□《か》けですか。

8　今朝《けさ》は□《ひ》えますね。

9　雨《あめ》が□《つづ》いていますね。

10　日《ひ》が□《なが》くなりましたね。

11　毎日《まいにち》□《あつ》いですね。

12　もう□《ねん》□《まつ》ですね。

132日の答え ▶ 1. かいじょう 2. りんや 3. けいさつ 4. ぼうえい 5. ほうせい 6. しげん 7. 財務 8. 金融 9. 宮内 10. 文部 11. 公正 12. 内閣官

135日

難読地名

――線部の読み方をひらがなで書きましょう。

1546問達成！

月　日

得点　／12

1 牛久市《し》（茨《いばら》城《き》県《けん》）

2 函館市《し》（北海道《ほっかいどう》）

3 清水市《し》（静岡県《しずおかけん》）

4 佐世保市《し》（長崎県《ながさきけん》）

5 草加市《し》（埼玉県《さいたまけん》）

6 熱海市《し》（静岡県《しずおかけん》）

7 舞鶴市《し》（京《きょう》都《と》府《ふ》）

8 柳川市《し》（福岡県《ふくおかけん》）

9 郡山市《し》（福島県《ふくしまけん》）

10 富田林市《し》（大阪《おおさか》府《ふ》）

11 南国市《し》（高《こう》知《ち》県《けん》）

12 石垣市《し》（沖縄県《おきなわけん》）

133日の答え ▶ 1．やなか 2．あさくさ 3．とよす 4．にっぽり 5．おぎくぼ 6．かまた 7．四谷 8．永田 9．両国 10．亀有 11．半蔵 12．歌舞伎

136日

身近な道具

――線部の読み方をひらがなで、□は漢字を書きましょう。

1 便箋

2 封筒

3 画鋲

4 剃刀

5 布巾

6 爪楊枝

7 □《ざ》□《ぶ》□《とん》

8 □《め》□《ざ》まし時計《どけい》

9 □《にゅう》□《よく》剤《ざい》

10 □《たい》□《じゅう》計《けい》

11 □《おん》□《ど》計《けい》

12 □《かん》□《でん》□《ち》

1558問達成！

月　日

得点　／12

134日の答え▶ 1.あくしゅ 2.じぎ 3.えしゃく 4.やぶん 5.ひがら 6.はだざ（さ）む 7.出掛 8.冷 9.続 10.長 11.暑 12.年末

137日

目標・挑戦・結果を表す四字熟語

――線部の読み方をひらがなで、□は漢字を書きましょう。

1570問 達成！

月　日

得点　／12

1 真剣勝負《しょうぶ》

2 不言実行《じっこう》

3 切磋琢磨《たくま》

4 試行《しこう》錯誤

5 名誉《めいよ》挽回

6 大願《たいがん》成就

7 □□《りっしん》出世《しゅっせ》

8 □□《いっしょ》懸命《けんめい》

9 □□《こぐん》奮闘《ふんとう》

10 □《し》苦《く》□《はっ》苦《く》

11 汚名《おめい》□□《へんじょう》

12 □□《いちねん》発起《ほっき》

135日の答え ▶ 1. うしく 2. はこだて 3. しみず 4. させぼ 5. そうか 6. あたみ 7. まいづる 8. やながわ 9. こおりやま 10. とんだばやし 11. なんこく 12. いしがき

138日

覚えておきたい 依頼・断りの表現

——線部の読み方をひらがなで、□は漢字を書きましょう。

1580問 達成！

月　日

得点　／10

1 お力添えください。（　　）

2 遠慮いたします。（　　）

3 対応できかねます。（　　）

4 お納めください。（　　）

5 ご了承ください。（　　）

6 大変《たいへん》□《こころ》□《ぐる》しいのですが。

7 お□《ち》□《え》をお貸《か》しください。

8 □《ざん》□《ねん》ながら辞《じ》退《たい》します。

9 □《ふ》□《ほん》□《い》ではありますが。

10 お□《き》□《も》ちだけ頂《いただ》きます。

136日の答え▶ 1.びんせん 2.ふうとう 3.がびょう 4.かみそり 5.ふきん 6.つまようじ 7.座布団 8.目覚 9.入浴 10.体重 11.温度 12.乾電池

139日

合戦の名前

――線部の読み方をひらがなで、□は漢字を書きましょう。

1590問 達成！

月　日

得点　／10

1　応仁の乱《らん》
京《きょう》都《と》を中心《ちゅうしん》に、約《やく》十一年《じゅういちねん》も続《つづ》いた。
（　　　）

2　小牧・長久手《ながくて》の戦《たたか》い
秀吉《ひでよし》VS織田《おだ》・家康軍《いえやすぐん》。
（　　　）

3　長篠の戦《たたか》い
武田《たけだ》の騎馬隊《きばたい》VS織田《おだ》・徳川《とくがわ》の鉄砲隊《てっぽうたい》。
（　　　）

4　壇ノ浦《うら》の戦《たたか》い
平氏《へいし》が源氏《げんじ》に敗《やぶ》れ、滅亡《めつぼう》した戦《たたか》い。
（　　　）

5　五稜郭の戦《たたか》い
戊辰戦争《ぼしんせんそう》の最後《さいご》の戦《たたか》い。
（　　　）

6　大坂夏《おおさかなつ》の□《じん》
大坂城《おおさかじょう》が陥落《かんらく》、豊臣家《とよとみけ》が滅亡《めつぼう》した。

7　□《せき》ケ原《がはら》の戦《たたか》い
勝利《しょうり》した家康《いえやす》が天下《てんか》統一《とういつ》を果《は》たした。

8　□《かわ》□《なか》□《じま》の戦《たたか》い
上杉謙信《うえすぎけんしん》VS武田信玄《たけだしんげん》。

9　□《と》□《ば》・伏見《ふしみ》の戦《たたか》い
江戸時代《えどじだい》の終焉《しゅうえん》を迎《むか》えた。

10　□《しま》□《ばら》・天草一揆《あまくさいっき》
天草四郎《あまくさしろう》を中心《ちゅうしん》に起《お》こった農民《のうみん》一揆《いっき》。

137日の答え▶ 1.しんけん 2.ふげん 3.せっさ 4.さくご 5.ばんかい 6.じょうじゅ 7.立身 8.一所 9.孤軍 10.四・八 11.返上 12.一念

140日

二十四節気（一年を二十四に分けた名称）

——線部の読み方をひらがなで、□は漢字を書きましょう。

1602問達成！

月　日

得点　／12

1. 雨水
2. 小満
3. 大暑
4. 啓蟄《ちつ》
5. 芒《ぼう》種
6. 穀雨
7. □《しょう》□《しょ》
8. □《りっ》□《しゅん》
9. □《げ》□《し》
10. □《せい》明《めい》
11. □《りっ》□《しゅう》
12. □《りっ》□《か》

138日の答え▶ 1.ちからぞ 2.えんりょ 3.たいおう 4.おさ 5.りょうしょう 6.心苦 7.知恵 8.残念 9.不本意 10.気持

141日

身の回りのことば　お金

――線部の読み方をひらがなで、□は漢字を書きましょう。

1614問達成！

月　日

得点　／12

1 募金箱《ばこ》を置《お》く。（　　）

2 金利が上《あ》がる。（　　）

3 記念《きねん》金貨の発売《はつばい》。（　　）

4 過払い金《きん》の請求《せいきゅう》。（　　）

5 還付金《きん》を受《う》け取《と》る。（　　）

6 延滞金《きん》がかさむ。（　　）

7 □《だい》金《きん》をはらう。

8 □《ざん》□《だか》を調《しら》べる。

9 □《こ》□《ぜに》を数《かぞ》える。

10 □《しょう》金《きん》を獲得《かくとく》する。

11 □《し》金《きん》を集《あつ》める。

12 □《い》□《やく》金《きん》が発生《はっせい》する。

139日の答え▶ 1.おうにん 2.こまき 3.ながしの 4.だん 5.ごりょうかく 6.陣 7.関 8.川中島 9.鳥羽 10.島原

142日

「○○性」の表現

——線部の読み方をひらがなで、□は漢字を書きましょう。

1 積極性《せい》を重視《じゅうし》する。（　　　）

2 必然性《せい》に欠《か》ける話《はなし》。（　　　）

3 話《はなし》に一貫性《せい》がない。（　　　）

4 可燃性《せい》のごみ。（　　　）

5 妥当性《せい》を検討《けんとう》する。（　　　）

6 利便性《せい》のよい道具《どうぐ》。（　　　）

7 □《かん》□《じゅ》性《せい》が豊《ゆた》かな人《ひと》。

8 □《しゅ》□《たい》性《せい》をもって働《はたら》く。

9 □《ほう》□《こう》性《せい》を検討《けんとう》する。

10 □《ごう》□《り》性《せい》を追求《ついきゅう》する。

11 □《きょう》□《ちょう》性《せい》を養《やしな》う。

12 □《つう》□《き》性《せい》のよい服《ふく》。

1626問 達成！

月　日

得点　／12

140日の答え ▶ 1.うすい 2.しょうまん 3.たいしょ 4.けい 5.しゅ 6.こくう 7.小暑 8.立春 9.夏至 10.清 11.立秋 12.立夏

143日

仕事に関わる表現

――線部は読み方をひらがなで、□は漢字を書きましょう。

1638問 達成！

月　日

得点　／12

1 **保育**士《し》を目《め》指《ざ》す。（　　）

2 外国《がいこく》で**通訳**をする。（　　）

3 **調理**師《し》の免許《めんきょ》をとる。（　　）

4 犬《いぬ》の**訓練**士《し》になる。（　　）

5 番組《ばんぐみ》の**制作**に携《たずさ》わる。（　　）

6 **搭乗**の案内《あんない》。（　　）

7 線路《せんろ》の□《てん》□《けん》。

8 □《ちょう》□《ざい》薬局《やっきょく》で働《はたら》く。

9 宅地《たくち》を□《かい》□《はつ》する。

10 道路《どうろ》を□《せい》□《び》する。

11 □《しょう》□《ひん》管理《かんり》の仕事《しごと》。

12 トラックで□《はい》□《そう》する。

141日の答え▶ 1. ぼきん 2. きんり 3. きんか 4. かばら 5. かんぷ 6. えんたい 7. 代 8. 残高 9. 小銭 10. 賞 11. 資 12. 違約

144日

いろいろな野菜

――線部の読み方をひらがなで、□は漢字を書きましょう。

1648問達成！

月　日

得点　／10

1 ゆり根

2 西瓜

3 食用《しょくよう》菊

4 空心菜

5 玉葱

6 □《たか》菜《な》

7 □《みず》菜《な》

8 □《み》つ葉《ば》

9 □《こ》□《まつ》菜《な》

10 □《の》□《ざわ》菜《な》

142日の答え▶ 1.せっきょく 2.ひつぜん 3.いっかん 4.かねん 5.だとう 6.りべん 7.感受 8.主体 9.方向 10.合理 11.協調 12.通気

145日

日本の祭りや踊り

――線部の読み方をひらがなで書きましょう。

1658問達成！

月　日

得点　／10

1 山形《やまがた》花笠まつり（山形県《やまがたけん》）

2 恐山大祭《たいさい》（青森県《あおもりけん》）

3 精霊流《なが》し（長崎県各地《ながさきけんかくち》）

4 石見神楽《かぐら》（島根県《しまねけん》）

5 阿波おどり（徳島県《とくしまけん》）

6 三社祭《まつり》（東京都《とうきょうと》）

7 御柱祭《まつり》（長野県《ながのけん》）

8 八代《やつしろ》妙見祭《さい》（熊本県《くまもとけん》）

9 岸和田だんじり祭《まつり》（大阪府《おおさかふ》）

10 大鹿歌舞伎《かぶき》（長野県《ながのけん》）

143日の答え　1. ほいく　2. つうやく　3. ちょうり　4. くんれん　5. せいさく　6. とうじょう　7. 点検　8. 調剤　9. 開発　10. 整備　11. 商品　12. 配送

146日

お菓子

――線部の読み方をひらがなで、□は漢字を書きましょう。

1670問達成！

月　日

得点　／12

1 外郎

2 煎餅

3 柏餅《もち》

4 水羊羹

5 饅頭

6 落雁

7 □《わた》菓子《がし》

8 □《おお》□《ばん》焼《やき》

9 □《だん》子《ご》

10 □《も》中《なか》

11 甘《あま》□《なっ》□《とう》

12 □《こん》□《ぺい》糖《とう》

144日の答え ▶ 1.ね 2.すいか 3.ぎ(き)く 4.くうしんさい 5.たまねぎ 6.高 7.水 8.三 9.小松 10.野沢

147日

人生を表す四字熟語

——線部の読み方をひらがなで、□は漢字を書きましょう。

1682問 達成！

月　日

得点　／12

1 有為転変《てんぺん》（　　）

2 生者《しょうじゃ》必滅（　　）

3 一世《いっせ》一代（　　）

4 会者《えしゃ》定離（　　）

5 輪廻《りんね》転生（　　）

6 一生《いっしょう》懸命（　　）

7 多《た》生《しょう》之《の》□《えん》

8 一刻《いっこく》□《せん》□《きん》

9 □《いん》□《が》応報《おうほう》

10 諸行《しょぎょう》□《む》□《じょう》

11 □《えい》□《こ》盛衰《せいすい》

12 紆余《うよ》□《きょく》□《せつ》

145日の答え▶ 1. はながさ　2. おそれざん　3. しょうろう　4. いわみ　5. あわ　6. さんじゃ　7. おんばしら　8. みょうけん　9. きしわだ　10. おおしか

148日

美術に関することば

――線部の読み方をひらがなで、□は漢字を書きましょう。

1 風景《ふうけい》を描写する。（　　）

2 装飾をほどこす。（　　）

3 版画を刷《す》る。（　　）

4 すばらしい黄金比。（　　）

5 彫刻された仏像《ぶつぞう》。（　　）

6 点描で描《えが》かれた絵《え》。（　　）

7 □《しき》□《さい》豊《ゆた》かに描《えが》く。

8 □《ねん》□《ど》をこねる。

9 □《よう》□《しき》美《び》を極《きわ》める。

10 □《こう》□《ず》を考《かんが》える。

11 モネは□《いん》□《しょう》派《は》の画家《がか》だ。

12 □《えん》□《きん》法《ほう》を使《つか》って描《えが》く。

1694問達成！

月　日

得点　／12

146日の答え ▶ 1.ういろう 2.せんべい 3.かしわ 4.みずようかん 5.まんじゅう 6.らくがん 7.綿 8.大判 9.団 10.最 11.納豆 12.金平

149日

ことわざ・故事成語

――線部の読み方をひらがなで、□は漢字を書きましょう。

1706問 達成！

月　日

得点 /12

1 雨垂れ石《いし》を穿《うが》つ（　　）

2 画竜点睛《てんせい》を欠《か》く（　　）

3 光陰矢《や》のごとし（　　）

4 暖簾に腕押《うでお》し（　　）

5 濡《ぬ》れ手《て》で粟（　　）

6 親《した》しき仲《なか》にも礼儀あり（　　）

7 蒔《ま》かぬ□《たね》は生《は》えぬ

8 犬《いぬ》も歩《ある》けば□《ぼう》に当《あ》たる

9 亀《かめ》の□《こう》より年《とし》の劫《こう》

10 苦《くる》しい時《とき》の□《かみ》□《だの》み

11 □《とう》□《かく》を現《あらわ》す

12 □《せん》□《り》の道《みち》も一歩《いっぽ》から

147日の答え ▶ 1.うい 2.ひつめつ 3.いちだい 4.じょうり 5.てんしょう 6.けんめい 7.縁 8.千金 9.因果 10.無常 11.栄枯 12.曲折

150日

日本の地名（北海道）

——線部の読み方をひらがなで、□は漢字を書きましょう。

1 室蘭市《し》　近海《きんかい》ではクジラやイルカが見《み》られる。（　　）

2 小樽市《し》　夜景《やけい》や運河《うんが》で有名《ゆうめい》。（　　）

3 釧路市《し》　阿寒湖《あかんこ》のマリモは天然記念物《てんねんきねんぶつ》。（　　）

4 留萌市《し》　ニシンや数《かず》の子《こ》の町《まち》。（　　）

5 長万部町《ちょう》　漁業《ぎょぎょう》と酪農《らくのう》の町《まち》。（　　）

6 □《あさひ》□《かわ》市《し》　有名《ゆうめい》な動物園《どうぶつえん》がある。

7 □《おび》□《ひろ》市《し》　十勝平野《とかちへいや》に位置《いち》する。

8 □《そう》□《や》岬《みさき》　日本最北端《にほんさいほくたん》の岬《みさき》。

9 □《ゆう》□《ばり》市《し》　メロンが有名《ゆうめい》。

10 □《よ》□《いち》町《ちょう》　ウイスキーの町《まち》。

1716問 達成！

月　日

得点　／10

148日の答え▶ 1.びょうしゃ 2.そうしょく 3.はんが 4.おうごんひ 5.ちょうこく 6.てんびょう 7.色彩 8.粘土 9.様式 10.構図 11.印象 12.遠近

151日

住まい

——線部の読み方をひらがなで、□は漢字を書きましょう。

1728問 達成！

月　日

得点　／12

1 壁に絵《え》を掛《か》ける。

2 柱に身長《しんちょう》を刻《きざ》む。

3 広々《ひろびろ》とした玄関。

4 天井の高《たか》い家《いえ》。

5 長《なが》い廊下を進《すす》む。

6 静《しず》かな寝室。

7 お屋敷《やしき》の立派《りっぱ》な□《もん》。

8 □《まど》を拭《ふ》く。

9 三角《さんかく》□□《やね》の家《いえ》。

10 母《はは》が□□《だいどころ》に立《た》つ。

11 □□《よくしつ》を掃除《そうじ》する。

12 □□《あまど》を閉《し》める。

149日の答え ▶ 1.あまだ 2.がりょう 3.こういん 4.のれん 5.あわ 6.れいぎ 7.種 8.棒 9.甲 10.神頼 11.頭角 12.千里

152日

日本の時代名

――線部は読み方をひらがなで、□は漢字を書きましょう。

1734問 達成！

月　日

得点　／6

1 縄文時代《じだい》（　　　）…□□《どき》の使用《しよう》が始《はじ》まる。

2 弥生時代《じだい》（　　　）…□□《いなさく》が始《はじ》まる。

3 古墳時代《じだい》（　　　）…□□《ぜんぽう》後円《こうえん》墳が造《つく》られた。

4 飛鳥時代《じだい》（　　　）…□□《ぶっきょう》文化《ぶんか》が興隆《こうりゅう》した。

5 奈良時代《じだい》（　　　）…□□《けんとう》使《し》が大陸《たいりく》に渡《わた》った。

6 平安時代《じだい》（　　　）…『□《まくら》草子《のそうし》』などが成立《せいりつ》。

150日の答え ▶ 1.むろらん 2.おたる 3.くしろ 4.るもい 5.おしゃまんべ 6.旭川 7.帯広 8.宗谷 9.夕張 10.余市

153日

果物

——線部の読み方をひらがなで書きましょう。

1744問 達成！

得点 月 日 ／10

1 杏

2 苺

3 檸檬

4 枇杷

5 巨峰

6 桜桃

7 花梨

8 栗

9 胡桃

10 蓮の実《み》

151日の答え ▶ 1.かべ 2.はしら 3.げんかん 4.てんじょう 5.ろうか 6.しんしつ 7.門 8.窓 9.屋根 10.台所 11.浴室 12.雨戸

154日

鉄道・電車

――線部の読み方をひらがなで、□は漢字を書きましょう。

1754問達成！

月　日

得点　／10

1 新《あたら》しい駅舎が建《た》つ。（　　）

2 車掌《しゃしょう》が笛を吹《ふ》く。（　　）

3 喫煙所《じょ》を利用《りよう》する。（　　）

4 待合室で座《すわ》る。（　　）

5 運賃を計算《けいさん》する。（　　）

6 □《た》ち食《ぐ》いそばの店《みせ》。

7 □《せん》□《ろ》がまっすぐ続《つづ》く。

8 □《あん》□《ない》所《じょ》で質問《しつもん》する。

9 三《さん》□《ばん》□《せん》に乗《の》り換《か》える。

10 □《けん》□《ばい》□《き》を探《さが》す。

152日の答え▶ 1.じょうもん・土器 2.やよい・稲作 3.こふん・前方 4.あすか・仏教 5.なら・遣唐 6.へいあん・枕

155日

身の回りのことば　保険

——線部の読み方をひらがなで、□は漢字を書きましょう。

1766問 達成！

月　日

得点　／12

1　医療保険《ほけん》の適用《てきよう》。

2　雇用保険《ほけん》への加入《かにゅう》。

3　保険金《ほけんきん》を受給する。

4　賠償責任《せきにん》を負《お》う。

5　保険《ほけん》を解約する。

6　約款に基《もと》づく。

7　□《ねん》□《きん》保険《ほけん》に入《はい》る。

8　□《せい》□《めい》保険金《ほけんきん》をもらう。

9　乗組員《のりくみいん》の□《せん》員《いん》保険《ほけん》。

10　□《まん》□《き》を迎《むか》える。

11　□《ろう》□《さい》保険《ほけん》が適用《てきよう》される。

12　毎月《まいつき》□《てい》□《がく》が支払《しはら》われる。

153日の答え ▶ 1.あんず 2.いちご 3.れもん 4.びわ 5.きょほう 6.おうとう（さくらんぼ）7.かりん 8.くり 9.くるみ 10.はす

156日

いろいろな生き物

——線部の読み方をひらがなで、□は漢字を書きましょう。

1778問達成！

月　日

得点　／12

1 石亀（　　　）

2 日本猿（　　　）

3 印度象（　　　）

4 北極熊（　　　）

5 銀狐（　　　）

6 二十日鼠（　　　）

7 月《つき》の□《わ》熊

8 □《しば》犬《いぬ》

9 □《あま》□《がえる》

10 □《あき》□《た》犬《いぬ》

11 □《うみ》□《へび》

12 □《み》□《け》□《ねこ》

154日の答え ▶ 1.えきしゃ 2.ふえ 3.きつえん 4.まちあいしつ 5.うんちん 6.立 7.線路 8.案内 9.番線 10.券売機

157日

マナー表現

——線部の読み方をひらがなで、□は漢字を書きましょう。

1788問 達成！

月　日

得点　／10

1 相手《あいて》の会社《かいしゃ》は**御社**。（　　）

2 自分《じぶん》の会社《かいしゃ》は**弊社**。（　　）

3 名刺《めいし》を**拝見**する。（　　）

4 ご**承知置**きください。（　　）

5 **改**めてご連絡《れんらく》します。（　　）

6 お客様《きゃくさま》がお□《こ》しになる。

7 □《もう》し□《わけ》ございません。

8 □《なに》□《とぞ》お願《ねが》いいたします。

9 □《つつし》んでお受《う》けします。

10 □《のち》ほど伺《うかが》います。

155日の答え ▶ 1. いりょう 2. こよう 3. じゅきゅう 4. ばいしょう 5. かいやく 6. やっかん 7. 年金 8. 生命 9. 船 10. 満期 11. 労災 12. 定額

158日

日本の温泉地

――線部の読み方をひらがなで、□は漢字を書きましょう。

1800問達成！

月　日

得点　／12

1 十津川《かわ》温泉《おんせん》（奈良《なら》県《けん》吉野《よしの》郡《ぐん》）

2 湯河原温泉《おんせん》（神奈川県《かながわけん》足柄下郡《あしがらしもぐん》）

3 粟津温泉《おんせん》（石川県《いしかわけん》小松市《こまつし》）

4 定山渓温泉《おんせん》（北海道《ほっかいどう》札幌市《さっぽろし》）

5 強羅温泉《おんせん》（神奈川県《かながわけん》足柄下郡《あしがらしもぐん》）

6 修善寺温泉《おんせん》（静岡県《しずおかけん》伊豆市《いずし》）

7 □《のぼり》別《べつ》温泉《おんせん》（北海道《ほっかいどう》）

8 雲《うん》□《ぜん》温泉《おんせん》（長崎県《ながさきけん》）

9 万《まん》□《ざ》温泉《おんせん》（群馬県《ぐんまけん》吾妻郡《あがつまぐん》）

10 □《たま》造《つくり》温泉《おんせん》（島根県《しまねけん》松江市《まつえし》）

11 白《しら》□《ほね》温泉《おんせん》（長野県《ながのけん》松本市《まつもとし》）

12 □《い》□《か》保《ほ》温泉《おんせん》（群馬県《ぐんまけん》渋川市《しぶかわし》）

156日の答え ▶ 1.いしがめ 2.にほんざる 3.いんどぞう 4.ほっきょくぐま 5.ぎんぎつね 6.はつかねずみ 7.輪 8.柴 9.雨蛙 10.秋田 11.海蛇 12.三毛猫

159日

無・非・未・不　がつくことば

――線部の読み方をひらがなで、□は漢字を書きましょう。

1812問 達成！

月　日

得点　／12

1　無機質な印象《いんしょう》の壁《かべ》。（　　）

2　未解決事件《じけん》の捜査《そうさ》。（　　）

3　不気味な話《はなし》。（　　）

4　無造作に投《な》げる。（　　）

5　非暴力を唱《とな》える。（　　）

6　反発《はんぱつ》は不可避だ。（　　）

7　非□□《じょうしき》な行動《こうどう》。

8　考《かんが》えの不□□《いっち》で揉《も》める。

9　未□□《せいねん》のボランティア。

10　裁縫《さいほう》は不□□《えて》だ。

11　非□□《こうしき》の情報《じょうほう》。

12　無□□《ふんべつ》な行《おこな》い。

157日の答え▶ 1.おんしゃ 2.へいしゃ 3.はいけん 4.しょうちお 5.あらた 6.越 7.申・訳 8.何卒 9.謹 10.後

160日

樹木の名前

——線部の読み方をひらがなで、□は漢字を書きましょう。

1822問 達成！

月　日

得点　／10

1　樅（　　）

2　柊（　　）

3　椰子（　　）

4　百日紅（　　）

5　無花果（　　）

6　□《きり》

7　□《くわ》

8　□《ほお》の木《き》

9　□《やなぎ》

10　□《げっ》□《けい》樹《じゅ》

158日の答え▶ 1.とつ 2.ゆがわら 3.あわづ 4.じょうざんけい 5.ごうら 6.しゅぜんじ 7.登 8.仙 9.座 10.玉 11.骨 12.伊香

161日

日本文学・名作のタイトル

——線部の読み方をひらがなで書きましょう。

1 浮雲（二《ふた》葉《ば》亭《てい》四《し》迷《めい》）（　　）

2 舞姫（森《もり》鷗《おう》外《がい》）（　　）

3 若菜集《しゅう》（島《しま》崎《ざき》藤《とう》村《そん》）（　　）

4 金色夜叉（尾《お》崎《ざき》紅《こう》葉《よう》）（　　）

5 武蔵野（国《くに》木《き》田《だ》独《どっ》歩《ぽ》）（　　）

6 三四郎（夏《なつ》目《め》漱《そう》石《せき》）（　　）

7 一握の砂《すな》（石《いし》川《かわ》啄《たく》木《ぼく》）（　　）

8 羅生門（芥《あくた》川《がわ》龍《りゅう》之《の》介《すけ》）（　　）

9 或る女《おんな》（有《あり》島《しま》武《たけ》郎《お》）（　　）

10 友情（武《む》者《しゃの》小《こう》路《じ》実《さね》篤《あつ》）（　　）

11 恩讐の彼方《かなた》に（菊《きく》池《ち》寛《かん》）（　　）

12 暗夜行路（志《し》賀《が》直《なお》哉《や》）（　　）

1834問達成！

月　日

得点　／12

159日の答え ▶ 1.むきしつ 2.みかいけつ 3.ぶきみ 4.むぞうさ 5.ひぼうりょく 6.ふかひ 7.常識 8.一致 9.成年 10.得手 11.公式 12.分別

162日

繁栄・幸運を表す四字熟語

——線部の読み方をひらがなで、□は漢字を書きましょう。

1　王道《おうどう》楽土

2　豊年満作《まんさく》

3　商売《しょうばい》繁盛

4　千載《せんざい》一遇

5　天下泰平《たいへい》

（　　　）

6　□《とく》□《い》満面《まんめん》

7　千客《せんきゃく》□《ばん》□《らい》

8　□《ぶ》□《じ》息災《そくさい》

9　順風《じゅんぷう》□《まん》□《ぱん》

10　難局《なんきょく》□《だ》□《かい》

1844問 達成！

月　日

得点　／10

160日の答え ▶ 1．もみ 2．ひいらぎ 3．やし 4．さるすべり 5．いちじく 6．桐 7．桑 8．朴 9．柳 10．月桂

163日

類義語

□に漢字を書き、類義語の組を完成させましょう。

1. 限《げん》界《かい》＝限《げん》□《ど》

2. 運《うん》勢《せい》＝運《うん》□《めい》

3. 全《ぜん》体《たい》＝全《ぜん》□《ぶ》

4. 善《ぜん》意《い》＝□《こう》意《い》

5. 結《けつ》末《まつ》＝結《けっ》□《か》

6. 会《え》得《とく》＝□《たい》得《とく》

7. 適《てき》宜《ぎ》＝適《てき》□《とう》

8. 通《つう》知《ち》＝通《つう》□《こく》

9. 平《へい》易《い》＝□《よう》易《い》

10. 丁《てい》寧《ねい》＝丁《てい》□《ちょう》

11. 意《い》外《がい》＝□《あん》外《がい》

12. 回《かい》顧《こ》＝回《かい》□《そう》

1856問 達成！

得点　　／12

月　　日

161日の答え ▶ 1.うきぐも 2.まいひめ 3.わかな 4.こんじきやしゃ 5.むさしの 6.さんしろう 7.いちあく 8.らしょうもん 9.あ 10.ゆうじょう 11.おんしゅう 12.あんやこうろ

164日

漢字で表すことば　スポーツ

□に漢字を書きましょう。

1866問 達成！

月　日

得点　／10

1 □《や》□《きゅう》

2 □《けん》□《どう》

3 □《すい》□《えい》

4 □《てい》□《きゅう》（テニス）

5 □《から》□《て》

6 □《じゅう》□《どう》

7 □《たっ》□《きゅう》

8 □《きゅう》□《どう》

9 □《しゅう》□《きゅう》（サッカー）

10 □《けん》□《とう》（ボクシング）

162日の答え▶ 1.らくど 2.ほうねん 3.はんじょう 4.いちぐう 5.てんか 6.得意 7.万来 8.無事 9.満帆 10.打開

165日

仏教由来の身近なことば

——線部の読み方をひらがなで、□は漢字を書きましょう。

1 執着（　　）
修行《しゅぎょう》の障害《しょうがい》になる心《こころ》の働《はたら》き。

2 億劫（　　）
時間《じかん》がかかり面倒《めんどう》になることから。

3 妄想（　　）
心《こころ》を曇《くも》らし修行《しゅぎょう》の障害《しょうがい》となること。

4 娯楽（　　）
信心《しんじん》で得《え》られる精《せい》神《しん》の安《やす》らぎから。

5 旦那（　　）
布施《ふせ》をする信者《しんじゃ》を表《あらわ》す言葉《ことば》から。

6 他力本願《ほんがん》（　　）
仏《ほとけ》の本願《ほんがん》により成《じょう》仏《ぶつ》することから。

7 工《く》□《ふう》
問答《もんどう》について考《かんが》えることから。

8 愛《あい》□《きょう》
菩薩《ぼさつ》などの穏《おだ》やかな表情《ひょうじょう》から。

9 我《が》□《まん》
自分《じぶん》に固執《こしつ》し思《おも》い上《あ》がることから。

10 出《しゅっ》□《せ》
釈迦《しゃか》が現《あらわ》れることから。

11 □《そう》代《だい》
すべての中心人物《ちゅうしんじんぶつ》ということばから。

12 不《ふ》□《し》□《ぎ》
仏《ほとけ》の神通力《じんつうりき》を表《あらわ》したことばから。

1878問達成！

月　日

得点　／12

163日の答え ▶ 1.度 2.命 3.部 4.好（厚） 5.果 6.体 7.当 8.告 9.容 10.重 11.案 12.想

166日

「多い」「少ない」を表す

――線部の読み方をひらがなで、□は漢字を書きましょう。

1 針の先《さき》で突《つ》いた程《ほど》。（　　）
ごくわずかな程度《ていど》。

2 一抹の不安《ふあん》を抱《いだ》く。（　　）

3 沢山の人《ひと》がいる。（　　）

4 ※若干望《のぞ》みがある。（　　）
※少《すこ》しばかり。

5 幾分余裕《よゆう》がある。（　　）

6 無《な》きに□《ひと》しい。

7 参加者《さんかしゃ》は□《かぞ》える程《ほど》だ。

8 □《たい》□《りょう》に買《か》い込《こ》む。

9 候補者《こうほしゃ》が□《らん》□《りつ》する。

10 供給《きょうきゅう》□《か》□《た》となる。

1888問達成！

月　日

得点　／10

164日の答え ▶ 1. 野球 2. 剣道 3. 水泳 4. 庭球 5. 空手 6. 柔道 7. 卓球 8. 弓道 9. 蹴球 10. 拳闘

167日

日本の名城

――線部の読み方をひらがなで、□は漢字を書きましょう。

1900問 達成！

月　日

得点　／12

1　上田城《じょう》（長野県《ながのけん》上田市《し》）

2　大阪城《じょう》（大阪市《し》中央区《ちゅうおうく》）

3　丸亀城《じょう》（香川県《かがわけん》丸亀市《し》）

4　小諸城《じょう》（長野県《ながのけん》小諸市《し》）

5　姫路城《じょう》（兵庫県《ひょうごけん》姫路市《し》）

6　安土城《じょう》（滋賀県《しがけん》近江八幡市《おうみはちまんし》）

7　□《まつ》□《もと》城《じょう》（長野県《ながのけん》）

8　□《いわ》□《むら》城《じょう》（岐阜県《ぎふけん》恵那市《えなし》）

9　□《しゅ》□《り》城《じょう》（沖縄県《おきなわけん》那覇市《なはし》）

10　□《たけ》□《だ》城《じょう》（兵庫県《ひょうごけん》朝来市《あさごし》）

11　□《あい》□《づ》若松城《わかまつじょう》（福島県《ふくしまけん》）

12　□《お》□《だ》□《わら》城《じょう》（神奈川県《かながわけん》）

165日の答え　1．しゅうちゃく（しゅうじゃく）2．おっくう 3．もうそう 4．ごらく 5．だんな 6．たりき 7．夫 8．敬（嬌）9．慢 10．世 11．総 12．思議

168日

謝る

――線部の読み方をひらがなで、□は漢字を書きましょう。

1 幾重にも詫《わ》びる。（　　）

2 猛省しております。（　　）

3 陳謝します。（　　）

4 遺憾に存《ぞん》じます。（　　）

5 ご勘弁ください。（　　）

6 慚愧の念《ねん》に堪《た》えません。（　　）

7 私《わたくし》の□《ふ》□《とく》の致《いた》す所《ところ》です。

8 どうかお□《ゆる》しください。

9 ご□《めい》□《わく》をおかけしました。

10 □《めん》□《ぼく》次第《しだい》もございません。

11 自分《じぶん》の□《いた》らなさを謝《あやま》る。

12 平身《へいしん》□《てい》□《とう》して謝《あやま》る。

1912問 達成！

月　日

得点　／12

166日の答え ▶ 1.はり 2.いちまつ 3.たくさん 4.じゃっかん 5.いくぶん 6.等 7.数 8.大量 9.乱立 10.過多

169日 ニュース・新聞用語

――線部の読み方をひらがなで、□は漢字を書きましょう。

1 関《かん》係《けい》者《しゃ》の証言。（　　）

2 実態を明《あき》らかにする。（　　）

3 現《げん》場《ば》から中継する。（　　）

4 書《しょ》類《るい》送検される。（　　）

5 報道陣が質《しつ》問《もん》する。（　　）

6 物《ぶつ》議《ぎ》を醸す。（　　）

7 □《し》□《みん》の声《こえ》を聞《き》く。

8 記《き》者《しゃ》□《かい》□《けん》が開《ひら》かれる。

9 □《しゃ》□《せつ》を掲《けい》載《さい》する。

10 事《じ》件《けん》が□《あい》□《つ》ぐ。

11 □《ぼう》□《えき》収《しゅう》支《し》が黒《くろ》字《じ》となる。

12 □《かん》□《そく》史《し》上《じょう》初《はつ》の記《き》録《ろく》。

1924問 達成！

月　日

得点　／12

167日の答え　1.うえだ　2.おおさか　3.まるがめ　4.こもろ　5.ひめじ　6.あづち　7.松本　8.岩村　9.首里　10.竹田　11.会津　12.小田原

170日

伝統の遊び

——線部の読み方をひらがなで、□は漢字を書きましょう。

1936問達成！

月　日

得点　／12

1 縄跳び

2 竹馬

3 風車

4 紙風船

5 輪ゴム鉄砲《てっぽう》

6 紙相撲

7 独楽《こま》□《まわ》し

8 お□《て》□《だま》

9 □《おに》ごっこ

10 □《ふく》□《わら》い

11 □《はな》いちもんめ

12 □《いし》蹴《け》り

168日の答え▶ 1. いくえ 2. もうせい 3. ちんしゃ 4. いかん 5. かんべん 6. ざんき 7. 不徳 8. 許（赦）9. 迷惑 10. 面目 11. 至 12. 低頭

171日

後ろ向きなことば

——線部の読み方をひらがなで、□は漢字を書きましょう。

1948問 達成！

月　日

得点 ／12

1 命令《めいれい》に背く。（　　）

2 信頼《しんらい》が崩れる。（　　）

3 気《き》持《も》ちが萎縮する。（　　）

4 道半《みちなか》ばで挫折する。（　　）

5 決断《けつだん》を躊躇する。（　　）

6 憂鬱な気《き》持《も》ち。（　　）

7 つい□《およ》び腰《ごし》になる。

8 作品《さくひん》を□《は》□《かい》される。

9 □《ま》□《ちが》いが多《おお》い。

10 □《ひ》□《はん》的《てき》な発言《はつげん》をする。

11 相手《あいて》の行動《こうどう》を□《ひ》□《なん》する。

12 急《きゅう》に□《お》じ気《け》づく。

169日の答え ▶ 1.しょうげん 2.じったい 3.ちゅうけい 4.そうけん 5.ほうどうじん 6.かも 7.市民 8.会見 9.社説 10.相次 11.貿易 12.観測

172日

街にある看板や表示

——線部の読み方をひらがなで、□は漢字を書きましょう。

1960問達成！

月　日

得点　／12

1 徐行

2 館内《かんない》禁煙

3 猛犬注意《ちゅうい》

4 月極駐車場《ちゅうしゃじょう》

5 一級《いっきゅう》河川

6 幅員減少《げんしょう》

（　）（　）（　）（　）（　）（　）

7 □《ず》□《じょう》注意《ちゅうい》

8 自転車《じてんしゃ》□《おう》□《だん》帯《たい》

9 一時《いちじ》□《てい》□《し》

10 □《ひ》□《じょう》口《ぐち》

11 □《じゅん》□《び》中《ちゅう》

12 □《えい》□《ぎょう》中《ちゅう》

170日の答え▶ 1.なわと 2.たけうま 3.かざぐるま 4.かみふうせん 5.わ 6.かみずもう 7.回 8.手玉 9.鬼 10.福笑 11.花 12.石

173日

天気や空模様

――線部の読み方をひらがなで、□は漢字を書きましょう。

1970問 達成！

月　日

得点　／10

1 根雪
降《ふ》り積《つ》もって長《なが》くとけない雪。
（　　）

2 荒天
荒《あ》れたそら。
（　　）

3 積乱雲
（　　）

4 朝霧
（　　）

5 飛行機雲
（　　）

6 □《ほし》□《ぞら》を見《み》上《あ》げる。

7 □《さむ》□《ぞら》に足《あし》を速《はや》める。

8 ※□《さ》□《よ》時雨《しぐれ》に濡《ぬ》れる。
※よるに降《ふ》る時雨《しぐれ》。

9 遠足日和《えんそくびより》の□《さ》□《つき》□《ば》れ。

10 ※□《に》□《ほん》□《ば》れの下《もと》で走《はし》る。
※雲《くも》ひとつないそら。

171日の答え　1.そむ　2.くず　3.いしゅく　4.ざせつ　5.ちゅうちょ　6.ゆううつ　7.及　8.破壊　9.間違　10.批判　11.非難　12.怖

174日

魚介類の名前

――線部の読み方をひらがなで、□は漢字を書きましょう。

1980問達成！

月　日

得点　／10

1 鰯

2 鰹

3 河豚

4 鮟鱇

5 雲丹

6 □《こい》

7 □《やま》□《め》

8 □《はまぐり》

9 □《いわ》魚《な》

10 山《さん》□《しょう》魚《うお》

172日の答え ▶ 1. じょこう 2. きんえん 3. もうけん 4. つきぎめ 5. かせん 6. ふくいん 7. 頭上 8. 横断 9. 停止 10. 非常 11. 準備 12. 営業

175日

税関連のことば

——線部の読み方をひらがなで、□は漢字を書きましょう。

1 年末《ねんまつ》調整

2 電源開発《でんげんかいはつ》促進税《ぜい》

3 不動産《ふどうさん》取得税《ぜい》

4 贈与税《ぜい》

5 配偶者特別控除《とくべつこうじょ》

6 揮発油税《ぜい》

7 □《かん》税《ぜい》

8 □《あお》□《いろ》申告《しんこく》

9 ふるさと□《のう》税《ぜい》

10 □《じ》□《どう》□《しゃ》重量税《じゅうりょうぜい》

11 航空機《こうくうき》□《ねん》□《りょう》税《ぜい》

12 □《そう》□《ぞく》税《ぜい》

1992問達成！

月　日

得点 ／12

173日の答え 1.ねゆき 2.こうてん 3.せきらんうん 4.あさぎり 5.ひこうきぐも 6.星空 7.寒空 8.小夜 9.五月晴 10.日本晴

176日

「多い」「少ない」を表す

——線部の読み方をひらがなで、□は漢字を書きましょう。

2004問 達成！

月　日

得点　／12

1 決断力《けつだんりょく》に乏しい。（　　）

2 僅少な差《さ》しかない。（　　）

3 微々たる違《ちが》いだ。（　　）

4 引《ひ》く手《て》数多の人材《じんざい》。（　　）

5 膨大な蔵書《ぞうしょ》。（　　）

6 過剰摂取《せっしゅ》はよくない。（　　）

7 □《ねこ》の額《ひたい》ほどの土地《とち》。

8 □《は》いて捨《す》てるほどある。

9 □《け》程《ほど》の疑《うたが》いもない。

10 びた□《いち》□《もん》出《で》ない。

11 □《きょ》□《まん》の富《とみ》を築《きず》く。

12 □《ほし》の数《かず》ほどの出会《であ》い。

174日の答え▶ 1.いわし 2.かつお 3.ふぐ 4.あんこう 5.うに 6.鯉 7.山女 8.蛤 9.岩 10.椒

177日

大学

——線部の読み方をひらがなで、□は漢字を書きましょう。

2014問 達成！

月　日

得点　／10

1　大学祭《だいがくさい》の催し物《もの》。

2　部員《ぶいん》を募集する。

3　大学《だいがく》の広《ひろ》い敷地。

4　奨学金制《せい》度《ど》。

5　他校《たこう》との親睦会《かい》。

6　□《けい》□《ざい》学部《がくぶ》で金融《きんゆう》を学《まな》ぶ。

7　大学《だいがく》の□《りょう》に住《す》む。

8　新学期《しんがっき》の□《こう》□《ぎ》が始《はじ》まる。

9　□《けい》□《じ》板《ばん》の通知《つうち》を読《よ》む。

10　卒業《そつぎょう》□《ろん》□《ぶん》を作成《さくせい》する。

175日の答え▶ 1.ちょうせい 2.そくしん 3.しゅとく 4.ぞうよ 5.はいぐうしゃ 6.きはつゆ 7.関 8.青色 9.納 10.自動車 11.燃料 12.相続

178日

時代劇のことば

――線部の読み方をひらがなで、□は漢字を書きましょう。

2026問 達成！

月　日

得点　／12

1 水戸《みと》のご隠居。

2 仇討ちをする。

3 大儀である。

4 瓦版を読《よ》む。

5 助太刀する。

6 自分《じぶん》を拙者という。

7 □《との》の命《めい》に従《したが》う。

8 江戸《えど》の町《まち》□《ぶ》□《ぎょう》。

9 □《いくさ》に勝利《しょうり》する。

10 □《はた》□《もと》となる。

11 □《か》□《ろう》の地位《ちい》を預《あず》かる。

12 □《うい》□《じん》を果《は》たす。

176日の答え ▶ 1.とぼ 2.きんしょう 3.びび 4.あまた 5.ぼうだい 6.かじょう 7.猫 8.帰 9.毛 10.一文 11.巨万 12.星

179日

いろいろな仕事

——線部の読み方をひらがなで、□は漢字を書きましょう。

2038問達成！

月　日

得点　／12

1 弁護士に任《まか》せる。（　　）

2 雑誌《ざっし》の編集者。（　　）

3 交番《こうばん》の警察官。（　　）

4 夢《ゆめ》の宇宙《うちゅう》飛行士。（　　）

5 ピアノの調律師《し》。（　　）

6 薬剤師《し》になる。（　　）

7 新聞《しんぶん》□《き》□《しゃ》に質問《しつもん》される。

8 □《き》□《しょう》予《よ》報《ほう》士《し》が予《よ》想《そう》する。

9 児童《じどう》□《そう》□《だん》□《いん》として働《はたら》く。

10 □《せい》□《じ》□《か》の演説《えんぜつ》を聞《き》く。

11 有名《ゆうめい》な一級《いっきゅう》□《けん》□《ちく》□《し》。

12 伝統《でんとう》を受《う》け継《つ》ぐ□《こう》□《げい》□《か》。

177日の答え ▶ 1.もよお 2.ぼしゅう 3.しきち 4.しょうがくきん 5.しんぼく 6.経済 7.寮 8.講義 9.掲示 10.論文

180日

読み間違えやすい漢字

——線部の読み方をひらがなで書きましょう。

1 若人が集《つど》う。
（　　　　）

2 貸借《たいしゃく》を相殺する。
（　　　　）

3 魚河岸に勤《つと》める。
（　　　　）

4 発汗作用《さよう》のある服《ふく》。
（　　　　）

5 柔和な人柄《ひとがら》。
（　　　　）

6 出納帳《ちょう》をつける。
（　　　　）

7 続柄を記入《きにゅう》する。
（　　　　）

8 神社《じんじゃ》の境内で遊《あそ》ぶ。
（　　　　）

9 寺院《じいん》を建立する。
（　　　　）

10 仕事《しごと》が一段落する。
（　　　　）

11 契約書《けいやくしょ》に押印する。
（　　　　）

12 御利益をいただく。
（　　　　）

2050問達成！

月　日

得点　／12

178日の答え ▶ 1. いんきょ 2. あだう 3. たいぎ 4. かわらばん 5. すけだち 6. せっしゃ 7. 殿 8. 奉行 9. 戦 10. 旗本 11. 家老 12. 初陣

181日

家事

——線部の読み方をひらがなで、□は漢字を書きましょう。

2062問達成！

月　日

得点　／12

1 靴を磨《みが》く。（　　）

2 家《いえ》の中《なか》を整頓する。（　　）

3 夕飯《ゆうはん》の支度をする。（　　）

4 日用品《にちようひん》を購入する。（　　）

5 家中《いえじゅう》の換気をする。（　　）

6 花壇に種《たね》をまく。（　　）

7 洗濯物《せんたくもの》を□《ほ》す。

8 古《ふる》□《しん》□《ぶん》を収集所《しゅうしゅうじょ》に出《だ》す。

9 シーツを□《こう》□《かん》する。

10 子《こ》どもが母《はは》を□□《てつだ》う。

11 家族《かぞく》で家事《かじ》を□《ぶん》□《たん》する。

12 □《せい》□《かつ》□《ひ》をやりくりする。

179日の答え　1.べんご 2.へんしゅう 3.けいさつかん 4.ひこう 5.ちょうりつ 6.やくざい 7.記者 8.気象 9.相談員 10.政治家 11.建築士 12.工芸家

182日

人生を表す四字熟語

——線部の読み方をひらがなで、□は漢字を書きましょう。

1 二《に》人《にん》三脚（　　）

2 一《いっ》致《ち》団結（　　）

3 呉越同《どう》舟《しゅう》（　　）

4 前途洋々《ようよう》（　　）

5 一《いち》蓮《れん》托生（　　）

6 □《ちく》□《ば》之《の》友《とも》

7 □《すい》□《ぎょ》之《の》交《まじわり》

8 □《い》心《しん》□《でん》心《しん》

9 一《いっ》心《しん》□《どう》□《たい》

10 意《い》気《き》□《とう》□《ごう》

2072問 達成！

月　日

得点 ／10

180日の答え ▶ 1.わこうど 2.そうさい 3.うおがし 4.はっかん 5.にゅうわ 6.すいとう 7.つづき(ぞく)がら 8.けいだい 9.こんりゅう 10.いちだんらく 11.おういん 12.ごりやく

183日

ご当地野菜などのことば

――線部の読み方をひらがなで、□は漢字を書きましょう。

1 練馬大根《だいこん》（東京都《とうきょうと》練馬区《く》）（　　）

2 天王寺《てんのうじ》蕪（大阪府《おおさかふ》大阪市《おおさかし》）（　　）

3 聖護院大根《だいこん》（京都市《きょうとし》・城陽市《じょうようし》ほか）（　　）

4 桜島大根《だいこん》（鹿児島県《かごしまけん》鹿児島市《かごしまし》）（　　）

5 泉州水《みず》なす（大阪府《おおさかふ》貝塚市《かいづかし》ほか）（　　）

6 深谷ねぎ（埼玉県《さいたまけん》深谷市《し》）（　　）

7 □《しま》らっきょう（沖縄県各地《おきなわけんかくち》）

8 □《の》□《ざわ》□《な》（長野県下高井郡《ながのけんしもたかいぐん》）

9 京《きょう》□《みず》□《な》（京都府《きょうとふ》・茨城県《いばらきけん》・福岡県《ふくおかけん》）

10 □《まん》□《がん》寺唐辛子《じとうがらし》（京都府舞鶴市《きょうとふまいづるし》）

11 □《く》□《じょう》葱《ねぎ》（京都府各地《きょうとふかくち》）

12 □《か》□《も》茄子《なす》（京都市北区《きょうとしきたく》）

2084問 達成！

月　日

得点　／12

181日の答え▶ 1.くつ 2.せいとん 3.したく 4.こうにゅう 5.かんき 6.かだん 7.干 8.新聞 9.交換 10.手伝 11.分担 12.生活費

184日

掃除

――線部の読み方をひらがなで、□は漢字を書きましょう。

2094問達成！

月　日

得点　／10

1　ごみを拾う。（　　）

2　雑巾を絞《しぼ》る。（　　）

3　塵取りに入《い》れる。（　　）

4　庭《にわ》を箒で掃《は》く。（　　）

5　換気扇を外《はず》す。（　　）

6　ほこりを□《す》い取《と》る。

7　ごみを□《す》てる。

8　ゴム□《て》□《ぶくろ》をつける。

9　□《せん》□《ざい》をつけてこする。

10　□《はい》□《すい》溝《こう》の汚《よご》れを取《と》る。

182日の答え ▶ 1.さんきゃく 2.だんけつ 3.ごえつ 4.ぜんと 5.たくしょう 6.竹馬 7.水魚 8.以・伝 9.同体 10.投合

185日

神社仏閣

——線部の読み方をひらがなで、□は漢字を書きましょう。

1　中尊寺《じ》（岩手県《いわてけん》西磐井郡《にしいわいぐん》）（　　　）

2　生田神社《じんじゃ》（兵庫県《ひょうごけん》神戸市《こうべし》）（　　　）

3　龍安寺《じ》（京都市右京区《きょうとしうきょうく》）（　　　）

4　三峯神社《じんじゃ》（埼玉県秩父市《さいたまけんちちぶし》）（　　　）

5　金刀比羅宮《ぐう》（香川県《かがわけん》仲多度郡《なかたどぐん》）（　　　）

6　伏見稲荷大社《いなりたいしゃ》（京都市《きょうとし》伏見区《く》）（　　　）

7　大本山《だいほんざん》□《えい》平寺《へいじ》（福井県吉田郡《ふくいけんよしだぐん》）

8　□《ぞう》上寺《じょうじ》（東京都港区《とうきょうとみなとく》）

9　薬《やく》□《し》寺《じ》（奈良県奈良市《ならけんならし》）

10　南《なん》□《ぜん》寺《じ》（京都市左京区《きょうとしさきょうく》）

11　□《へい》□《あん》神宮《じんぐう》（京都市左京区《きょうとしさきょうく》）

12　三《さん》□《じゅう》□《さん》□《げん》□《どう》（京都市東山区《きょうとしひがしやまく》）

2106問達成！

得点　月　日　／12

183日の答え ▶ 1.ねりま 2.かぶら（かぶ）3.しょうごいん 4.さくらじま 5.せんしゅう 6.ふかや 7.島 8.野沢菜 9.水菜 10.万願 11.九条 12.賀（加）茂

186日

ことわざ・故事成語

――線部の読み方をひらがなで、□は漢字を書きましょう。

2118問達成！

月　日

得点　／12

1　寄《よ》らば大樹の陰《かげ》（　　）

2　烏合の衆《しゅう》（　　）

3　塞翁が馬《うま》（　　）

4　鶏口牛後《ぎゅうご》（　　）

5　青天《せいてん》の霹靂（　　）

6　阿吽の呼吸《こきゅう》（　　）

7　能《のう》ある鷹《たか》は□《つめ》を隠《かく》す。

8　□《にく》まれっ子《こ》世《よ》にはばかる。

9　□《だ》□《そく》の説明《せつめい》。

10　風前《ふうぜん》の□《ともし》□《び》。

11　□《はい》□《すい》の陣《じん》。

12　鶴《つる》は千年《せんねん》□《かめ》は万年《まんねん》。

184日の答え ▶ 1.ひろ 2.ぞうきん 3.ちりと 4.ほうき 5.かんきせん 6.吸 7.捨（棄）8.手袋 9.洗剤 10.排水

187日

裁判

――線部の読み方をひらがなで、□は漢字を書きましょう。

1 検察官（　　）

2 訴状（　　）

3 答弁書（　　）

4 認否（　　）

5 執行猶予（　　）

6 不服審査請求《せいきゅう》（　　）

7 □《わ》□《かい》を提案《ていあん》する。

8 □《げん》□《こく》側《がわ》の代理人《だいりにん》。

9 □《べん》□《ご》士《し》に相談《そうだん》する。

10 □《ちょう》□《てい》が成立《せいりつ》する。

11 反対《はんたい》□《じん》□《もん》を要求《ようきゅう》する。

12 □《ちん》□《じゅつ》書を提出《ていしゅつ》する。

2130問 達成！

月　日

得点　／12

185日の答え ▶ 1.ちゅうそん 2.いくた 3.りょうあん 4.みつみね 5.ことひら(こんぴら) 6.ふしみ 7.永 8.増 9.師 10.禅 11.平安 12.十三間堂

188日

調理用具

——線部の読み方をひらがなで、□は漢字を書きましょう。

2142問 達成！

月　日

得点 ／12

1 土鍋（　　）

2 包丁（　　）

3 果物ナイフ（　　）

4 栓抜き（　　）

5 缶切り（　　）

6 蒸し器《き》（　　）

7 まな□《いた》

8 お□《たま》杓子《じゃくし》

9 フライ□《がえ》し

10 □《にく》たたき

11 □《ま》きすだれ

12 □《かわ》むき器《き》

186日の答え ▶ 1.たいじゅ 2.うごう 3.さいおう 4.けいこう 5.へきれき 6.あうん 7.爪 8.憎 9.蛇足 10.灯火 11.背水 12.亀

189日

難読地名

——線部の読み方をひらがなで書きましょう。

2154問 達成！

月　日

得点　／12

1 佐渡市《し》（新潟《にいがた》県《けん》）

2 伊丹市《し》（兵《ひょう》庫《ご》県《けん》）

3 八戸市《し》（青森《あおもり》県《けん》）

4 焼津市《し》（静岡《しずおか》県《けん》）

5 室戸市《し》（高《こう》知《ち》県《けん》）

6 常滑市《し》（愛《あい》知《ち》県《けん》）

7 常総市《し》（茨《いばら》城《き》県《けん》）

8 青梅市《し》（東《とう》京《きょう》都《と》）

9 和泉市《し》（大阪《おおさか》府《ふ》）

10 小千谷市《し》（新潟《にいがた》県《けん》）

11 大船渡市《し》（岩《いわ》手《て》県《けん》）

12 新居浜市《し》（愛《え》媛《ひめ》県《けん》）

187日の答え▶ 1.けんさつかん 2.そじょう 3.とうべんしょ 4.にんぴ 5.しっこうゆうよ 6.ふふくしんさ 7.和解 8.原告 9.弁護 10.調停 11.尋問 12.陳述

190日

心の動き

――線部の読み方をひらがなで、□は漢字を書きましょう。

2166問達成！

月　日

得点　／12

1 疲《つか》れが癒やされる。（　　）

2 心《こころ》の葛藤を描《えが》く。（　　）

3 美声《びせい》に陶酔する。（　　）

4 琴線に触《ふ》れる。（　　）

5 小言《こごと》に辟易する。（　　）

6 焦燥に駆《か》られる。（　　）

7 あれこれと気《き》に□《や》む。

8 ふっと□《ま》が差《さ》す。

9 相手《あいて》の態度《たいど》に□《と》□《まど》う。

10 □《ふく》□《ざつ》な立場《たちば》に悩《なや》む。

11 予想外《よそうがい》で□《こん》□《わく》する。

12 □《わずら》わしく思《おも》う。

188日の答え ▶ 1.どなべ 2.ほうちょう 3.くだもの 4.せんぬ 5.かんき 6.む 7.板 8.玉 9.返 10.肉 11.巻 12.皮

191日

昭和の歌手・音楽家

——線部の読み方をひらがなで、□は漢字を書きましょう。

2178問達成！

月　日

得点　／12

1　淡谷のり子《こ》（　　）

2　村《むら》田《た》英雄（　　）

3　笠置シヅ子《こ》（　　）

4　越路吹雪《ふぶき》（　　）

5　春日八郎《はちろう》（　　）

6　東海林太郎《たろう》（　　）

7　坂本《さかもと》□《きゅう》

8　□《こ》□《が》政男《まさお》

9　□《み》□《そら》ひばり

10　□《うえ》□《き》等《ひとし》

11　□《み》□《なみ》春夫《はるお》

12　□《さい》□《じょう》秀樹《ひでき》

189日の答え▶ 1.さど 2.いたみ 3.はちのへ 4.やいづ 5.むろと 6.とこなめ 7.じょうそう 8.おうめ 9.いずみ 10.おぢや 11.おおふなと 12.にいはま

192日

草の名前

——線部の読み方をひらがなで、□は漢字を書きましょう。

2188問達成！

月　日

得点　／10

1　薄

2　蓬

3　鷺草

4　白詰草《くさ》

5　葦

6　□《こけ》

7　□《せり》

8　□《すず》□《らん》

9　□《しゅん》□《ぎく》

10　□□《あした》□《ば》

190日の答え▶ 1. い 2. かっとう 3. とうすい 4. きんせん 5. へきえき 6. しょうそう 7. 病 8. 魔 9. 戸惑 10. 複雑 11. 困惑 12. 煩

193日

季語 新年

——線部の読み方をひらがなで、□は漢字を書きましょう。

2200問達成！

月　日

得点　／12

1 花暦（　　）

2 雑煮（　　）

3 鏡餅（　　）

4 歌留多（　　）

5 注連縄（　　）

6 七草粥（　　）

7 書《か》き□《ぞ》め

8 □《さん》が日《にち》

9 □《がん》□《たん》

10 □《はつ》□《ゆめ》

11 □《かど》□《まつ》

12 □《は》□《ご》□《いた》

191日の答え▶ 1.あわや 2.ひでお 3.かさぎ 4.こしじ 5.かすが 6.しょうじ 7.九 8.古賀 9.美空 10.植木 11.三波 12.西城

194日

美しい日本語

——線部の読み方をひらがなで、□は漢字を書きましょう。

2212問達成！

月　日

得点　／12

1　仲《なか》睦まじい夫婦《ふうふ》。（　　）

2　雲隠れの月《つき》。（　　）

3　苦難《くなん》を耐《た》え忍ぶ。（　　）

4　日向で丸《まる》まる猫《ねこ》。（　　）

5　雫が垂《た》れる。（　　）

6　現代文学《げんだいぶんがく》の礎を築《きず》く。（　　）

7　自然《しぜん》を□《め》でる。

8　風《かぜ》に耳《みみ》を□《す》ませる。

9　風《かぜ》の□《たよ》りを聞《き》く。

10　一段《いちだん》と光《ひかり》を□《はな》つ。

11　思《おも》いの□《たけ》を伝《つた》える。

12　□《いき》な計《はか》らいに感動《かんどう》する。

192日の答え ▶ 1．すすき 2．よもぎ 3．さぎそう 4．しろつめ 5．あし（よし） 6．苔 7．芹 8．鈴蘭 9．春菊 10．明日葉

195日

会社で使う基本用語

——線部の読み方をひらがなで、□は漢字を書きましょう。

1 経営管《かん》理《り》部《ぶ》

2 企画部《ぶ》

3 総務部《ぶ》

4 人事部《ぶ》

5 開発部《ぶ》

6 物流部《ぶ》

7 □《さ》□《ぎょう》日誌《にっし》

8 部署《ぶしょ》の□《び》□《ひん》

9 □《きゅう》□《とう》室《しつ》

10 □《かい》□《ぎ》室《しつ》

11 営業《えいぎょう》□《せん》□《りゃく》

12 株主《かぶぬし》□《そう》□《かい》

2224問達成！

月　日

得点　／12

193日の答え　1.はなごよみ 2.ぞうに 3.かがみもち 4.かるた 5.しめなわ 6.ななくさがゆ 7.初 8.三 9.元旦 10.初夢 11.門松 12.羽子板

196日

中国（中華人民共和国）の地名

——線部の日本での読み方をひらがなで書きましょう。

2234問達成！

月　日

得点　／10

1　大連市《し》
司《し》馬《ば》遼《りょう》太郎《たろう》の『坂《さか》の上《うえ》の雲《くも》』で有名《ゆうめい》。
（　　）（　　）

2　香港
1997年にイギリスから返還《へんかん》された。
（　　）

3　台湾
漢字《かんじ》は伝統的《でんとうてき》な繁体字《はんたいじ》を用《もち》いる。
（　　）

4　黒竜江省《しょう》
中国最北《ちゅうごくさいほく》の省《しょう》で、省都《しょうと》はハルビン市《し》。
（　　）（　　）

5　北京市《し》
中国《ちゅうごく》の首都《しゅと》。
（　　）（　　）

6　四川省《しょう》
辛《から》い「四川料理《りょうり》」が有名《ゆうめい》。
（　　）

7　福建省《しょう》
世界遺産《せかいいさん》の武夷山《ぶいさん》が有名《ゆうめい》。
（　　）

8　上海市《し》
中国最大《ちゅうごくさいだい》の経済都市《けいざいとし》。
（　　）

9　雲南省《しょう》
特産品《とくさんひん》はプーアル茶《ちゃ》。
（　　）

10　天津市《し》
「天津飯《はん》」は日本発祥《にほんはっしょう》。
（　　）

194日の答え ▶ 1.むつ 2.くもがく 3.しの 4.ひなた 5.しずく 6.いしずえ 7.愛 8.澄 9.便 10.放 11.丈 12.粋

197日

前向きなことば

――線部の読み方をひらがなで、□は漢字を書きましょう。

2246問 達成！

月　日

得点　／12

1 努力《どりょく》が結実する。（　　　）

2 精進いたします。（　　　）

3 苦手《にがて》を克服する。（　　　）

4 ほっと安堵する。（　　　）

5 権利《けんり》を獲得する。（　　　）

6 交渉《こうしょう》が円滑に進《すす》む。（　　　）

7 事業《じぎょう》を□《かく》□《だい》する。

8 固《かた》く□《しん》□《らい》されている。

9 相手《あいて》を□《こう》□《てい》する。

10 意見《いけん》に□《さん》□《どう》する。

11 決議《けつぎ》を□《しょう》□《にん》する。

12 違《ちが》いを□《じゅ》□《よう》する。

195日の答え▶ 1. けいえい 2. きかく 3. そうむ 4. じんじ 5. かいはつ 6. ぶつりゅう 7. 作業 8. 備品 9. 給湯 10. 会議 11. 戦略 12. 総会

198日

美術に関することば

——線部の読み方をひらがなで、□は漢字を書きましょう。

2258問達成！

月　日

得点　/12

1 濃淡《のうたん》豊《ゆた》かな水墨画。（　　）

2 陰影をつけて描《えが》く。（　　）

3 画廊を開《ひら》く。（　　）

4 江《え》戸《ど》時《じ》代《だい》の浮世絵。（　　）

5 顔料は塗《と》料の一種《いっしゅ》だ。（　　）

6 静物画を展示《てんじ》する。（　　）

7 独特《どくとく》な□《も》□《よう》を描《えが》く。

8 伝統《でんとう》□《こう》□《げい》に触《ふ》れる。

9 平安《へいあん》時代《じだい》の絵□《まき》□《もの》。

10 色《いろ》の三《さん》□《げん》□《しょく》。

11 □《す》□《や》きの作品《さくひん》。

12 □《しゃ》□《じつ》的《てき》な絵画《かいが》。

196日の答え ▶ 1.だいれん 2.ほんこん 3.たいわん 4.こくりゅうこう 5.ぺきん 6.しせん 7.ふっけん 8.しゃんはい 9.うんなん 10.てんしん

199日

喜怒哀楽（怒り）

——線部の読み方をひらがなで、□は漢字を書きましょう。

2270問 達成！

月　日

得点　／12

1　業を煮《に》やす。（　　）

2　相手《あいて》に食《く》って掛かる。（　　）

3　悪口《わるくち》に気色ばむ。（　　）

4　我慢がならない。（　　）

5　思《おも》わず激高する。（　　）

6　堪忍袋《ぶくろ》の緒《お》が切《き》れる。（　　）

7　□《ほとけ》の顔《かお》も三度《さんど》まで。

8　頭《あたま》に□《ち》が上《のぼ》る。

9　目《め》に□《かど》をたてる。

10　□《くや》し涙《なみだ》を流《なが》す。

11　□《はら》□《だ》たしく思《おも》う。

12　□《ふ》□《まん》が爆発《ばくはつ》する。

197日の答え▶ 1.けつじつ 2.しょうじん 3.こくふく 4.あんど 5.かくとく 6.えんかつ 7.拡大 8.信頼 9.肯定 10.賛同 11.承認 12.受容

200日 川

——線部の読み方をひらがなで、□は漢字を書きましょう。

2280問達成！

月　日

得点　/10

1 千曲川《がわ》（中部《ちゅうぶ》）
信濃川《しなのがわ》の上流部《じょうりゅうぶ》の呼称《こしょう》。
（　　　）

2 石狩川《がわ》（北海道《ほっかいどう》）
日本三位《にほんさんい》の長《なが》さを誇《ほこ》る。
（　　　）

3 鬼怒川《がわ》（関東《かんとう》）
利根川《とねがわ》の支流《しりゅう》の一《ひと》つ。
（　　　）

4 四万十川《がわ》（四国《こく》）
名水百選《めいすいひゃくせん》に選《えら》ばれた川《かわ》。
（　　　）

5 阿武隈川《がわ》（東北《とうほく》）
福島県《ふくしまけん》・宮城県《みやぎけん》を流《なが》れる。
（　　　）

6 □《も》□《がみ》川《がわ》（東北《とうほく》）
日本三大急流《にほんさんだいきゅうりゅう》の一《ひと》つ。

7 □《あら》川《かわ》（関東《かんとう》）
日本最大《にほんさいだい》の川幅《かわはば》を誇《ほこ》る。

8 □《きた》□《かみ》川《がわ》（東北《とうほく》）
宮沢賢治《みやざわけんじ》などの作品《さくひん》にも登場《とうじょう》する。

9 □《と》□《かち》川《がわ》（北海道《ほっかいどう》）
流域面積《りゅういきめんせき》は北海道二位《ほっかいどうにい》。

10 □《ちく》□《ご》川《がわ》（九州《きゅうしゅう》）
九州地方最大《きゅうしゅうちほうさいだい》の川《かわ》。

198日の答え ▶ 1. すいぼく 2. いんえい 3. がろう 4. うきよえ 5. がんりょう 6. せいぶつ 7. 模様 8. 工芸 9. 巻物 10. 原色 11. 素焼 12. 写実

201日

都道府県名

――線部の読み方をひらがなで、□は漢字を書きましょう。

2292問 達成！

月　日

得点　／12

1 岩手県《けん》（　　）

2 長野県《けん》（　　）

3 大分県《けん》（　　）

4 愛知県《けん》（　　）

5 福井県《けん》（　　）

6 広島県《けん》（　　）

7 □《やま》□《ぐち》県《けん》

8 □《な》□《ら》県《けん》

9 □《ひょう》□《ご》県《けん》

10 □《ぐん》□《ま》県《けん》

11 □《こう》□《ち》県《けん》

12 □《やま》□《なし》県《けん》

199日の答え ▶ 1. ごう 2. か 3. けしき 4. がまん 5. げきこう（げっこう）6. かんにん 7. 仏 8. 血 9. 角 10. 悔 11. 腹立 12. 不満

202日

日本の伝統家屋

――線部の読み方をひらがなで、□は漢字を書きましょう。

1 畳（　　）

2 障子（　　）

3 座敷（　　）

4 鴨居（　　）

5 違い棚《だな》（　　）

6 □《ど》□《ま》

7 □《とこ》の□《ま》

8 □《お》し□《い》れ

9 □《えん》□《がわ》

10 □《だい》□《こく》□《ばしら》

2302問達成！

月　日

得点　／10

200日の答え▶ 1.ちくま 2.いしかり 3.きぬ 4.しまんと 5.あぶくま 6.最上 7.荒 8.北上 9.十勝 10.筑後

203日

物の数え方

□にあてはまる漢字を下から選んで書きましょう。

1 電車《でんしゃ》＝一《いち》□《りょう》

2 相撲《すもう》＝一《いち》□《ばん》

3 魚《さかな》＝一《いち》□《び》

4 豆腐《とうふ》＝一《いっ》□《ちょう》

5 ブドウ＝一《ひと》□《ふさ》

6 椅子《いす》＝一《いっ》□《きゃく》

7 米《こめ》＝一《いっ》□《ぴょう》

8 雫《しずく》＝一《いっ》□《てき》

両　滴　俵　脚

尾　房　番　丁

2310問 達成！

得点　　／8

月　日

201日の答え ▶ 1．いわて 2．ながの 3．おおいた 4．あいち 5．ふくい 6．ひろしま 7．山口 8．奈良 9．兵庫 10．群馬 11．高知 12．山梨

204日

日本の名城

——線部の読み方をひらがなで、□は漢字を書きましょう。

1 今治城《じょう》（愛媛県《えひめけん》今治市《し》）

2 伊賀上野城《うえのじょう》（三重県《みえけん》伊賀市《し》）

3 松山城《じょう》（愛媛県《えひめけん》松山市《し》）

4 郡上八幡城《はちまんじょう》（岐阜県《ぎふけん》郡上市《し》）

5 白鷺城《じょう》（兵庫県《ひょうごけん》姫路市《ひめじし》）姫路城《ひめじじょう》の別称《べっしょう》。

6 駿府城《じょう》（静岡県《しずおかけん》静岡市《しずおかし》）

7 □□（いぬ・やま）城《じょう》（愛知県《あいちけん》）

8 □□（に・じょう）城《じょう》（京都市中京区《きょうとしなかぎょうく》）

9 □□（ひら・ど）城《じょう》（長崎県《ながさきけん》）

10 □□（え・ど）城《じょう》（東京都千代田区《とうきょうとちよだく》）

11 □□（ひこ・ね）城《じょう》（滋賀県《しがけん》）

12 □□（くま・もと）城《じょう》（くまもと県《けん》）

2322問達成！

月　日

得点　／12

202日の答え▶ 1.たたみ 2.しょうじ 3.ざしき 4.かもい 5.ちが 6.土間 7.床・間 8.押・入 9.縁側 10.大黒柱

205日

経済

——線部の読み方をひらがなで、□は漢字を書きましょう。

2334問 達成！

得点 月 日 ／12

1 持《も》ち株《かぶ》の配当金《きん》

2 為替相場《そうば》

3 契約《けいやく》不履行

4 貸借対照表《たいしょうひょう》

5 有価証券《しょうけん》

6 証券取引所《しょうけんとりひきじょ》の大納会

7 販売《はんばい》□《きょう》□《そう》

8 金《きん》□《ゆう》業界《ぎょうかい》

9 経済《けいざい》□《はく》□《しょ》

10 世界《せかい》□《きょう》□《こう》

11 □《か》□《そう》通貨《つうか》

12 □《か》□《しょ》□《ぶん》所得《しょとく》

203日の答え ▶ 1.両 2.番 3.尾 4.丁 5.房 6.脚 7.俵 8.滴

206日

色の名前

――線部の読み方をひらがなで、□は漢字を書きましょう。

1 黄金色《いろ》

2 瑠璃色《いろ》

3 萌黄

4 抹茶色《いろ》

5 群青

6 茶褐色

7 □《くり》色《いろ》

8 □《しゅ》色《いろ》

9 □《こん》色《いろ》

10 □《かき》色《いろ》

11 □《ぞう》□《げ》色《いろ》

12 紅《こう》□《ばい》色《いろ》

2346問達成！

月　日

得点 ／12

204日の答え ▶ 1.いまばり 2.いが 3.まつやま 4.ぐじょう 5.しらさぎ 6.すんぷ 7.犬山 8.二条 9.平戸 10.江戸 11.彦根 12.熊本

207日

体を用いた慣用句

――線部の読み方をひらがなで、□は漢字を書きましょう。

2358問達成！

月　日

得点　／12

1 顎で使《つか》う（　　）

2 膝が笑《わら》う（　　）

3 腑に落《お》ちない（　　）

4 歯《は》に衣着《き》せぬ（　　）

5 口《くち》を酸っぱくする（　　）

6 舌鼓を打《う》つ（　　）

7 □《せ》に腹《はら》はかえられぬ

8 □《しり》に火《ひ》が付《つ》く

9 □《むね》を貸《か》す

10 □《かた》で息《いき》をする

11 □《ひと》□《はだ》脱《ぬ》ぐ

12 □《め》□《がしら》が熱《あつ》くなる

205日の答え▶ 1.はいとう 2.かわせ 3.ふりこう 4.たいしゃく 5.ゆうか 6.だいのうかい 7.競争 8.融 9.白書 10.恐慌 11.仮想 12.可処分

208日

読み間違えやすい漢字

――線部の読み方をひらがなで書きましょう。

2370問達成！

月　日

得点　／12

1　銀行《ぎんこう》の頭取になる。

2　違反《いはん》は言語道断《どうだん》だ。

3　各々提出《ていしゅつ》する。

4　野球選手《やきゅうせんしゅ》の年俸。

5　代替品《ひん》を探《さが》す。

6　希望《きぼう》の有無を問《と》う。

7　暫時離席《りせき》する。

8　優《やさ》しい雰囲気の人《ひと》。

9　議会《ぎかい》を発足する。

10　漸次回復《かいふく》の見《み》込《こ》み。

11　凡例を記載《きさい》する。

12　写真《しゃしん》を貼付する。

206日の答え ▶ 1. こがね（おうごん）2. るり 3. もえぎ 4. まっちゃ 5. ぐんじょう 6. かっしょく 7. 栗 8. 朱 9. 紺 10. 柿 11. 象牙 12. 梅

209日

季語　秋

——線部の読み方をひらがなで、□は漢字を書きましょう。

2382問達成！

月　日

得点　／12

1　秋《あき》澄む　（　　）

2　夜学　（　　）

3　野分　（　　）

4　稲妻　（　　）

5　銀杏散《ち》る　（　　）

6　冬支度　（　　）

7　□《なが》れ□《ぼし》

8　□《あま》の□《がわ》

9　□《まん》□《げつ》

10　□《まつ》□《むし》

11　□《はな》□《その》

12　□《いね》□《か》り

207日の答え▶　1.あご 2.ひざ 3.ふ 4.きぬ 5.す 6.したつづみ 7.背 8.尻 9.胸 10.肩 11.一肌 12.目頭

210日

天気予報

――線部の読み方をひらがなで、□は漢字を書きましょう。

1 広《ひろ》い範囲で晴《は》れる。（　　）

2 強《つよ》い日差しに注意《ちゅうい》。（　　）

3 桜《さくら》の開花《かいか》前線。（　　）

4 湿った空気《くうき》の影響《えいきょう》。（　　）

5 寒暖差が大《おお》きくなる。（　　）

6 大気《たいき》の状態が不安定《ふあんてい》。（　　）

7 曇《くも》り□《ところ》により雪《ゆき》。

8 □《くも》が広《ひろ》がりやすい。

9 □《はげ》しい雨《あめ》に注意《ちゅうい》。

10 午後《ごご》は晴《は》れる□《み》□《こ》み。

11 □《ま》□《なつ》□《び》となる。

12 □《こう》□《き》□《あつ》に覆《おお》われる。

2394問達成！

月　日

得点　／12

208日の答え ▶ 1. とうどり 2. ごんご 3. おのおの 4. ねんぽう 5. だいたい 6. うむ 7. ざんじ 8. ふんいき 9. ほっそく 10. ぜんじ 11. はんれい 12. ちょうふ（てんぷ）

211日

岩石や鉱物

――線部の読み方をひらがなで、□は漢字を書きましょう。

2406問達成！

月　日

得点　／12

1　玄武岩《がん》（　　　）

2　花崗岩《がん》（　　　）

3　大谷石《いし》（　　　）

4　御影石《いし》（　　　）

5　琥珀（　　　）

6　雲母（　　　）

7　□《せき》□《たん》を掘《ほ》る。

8　□《かる》石《いし》でこする。

9　□《せき》□《えい》を含《ふく》む岩《いわ》。

10　□《すい》□《しょう》玉《だま》で占《うらな》う。

11　□《だい》□《り》□《せき》のテーブル。

12　□《せっ》□《かい》岩《がん》でできた山《やま》。

209日の答え▶ 1.す 2.やがく 3.のわき（のわけ） 4.いなずま 5.いちょう 6.ふゆじたく 7.流・星 8.天・川 9.満月 10.松虫 11.花園 12.稲刈

212日

日本の地名（北海道）

――線部の読み方をひらがなで、□は漢字を書きましょう。

2416問 達成！

月　日

得点　／10

1　網走市《し》
オホーツク海《かい》に面《めん》した町《まち》。
（　　　）

2　襟裳岬《みさき》
歌《うた》のタイトルでも有名《ゆうめい》。
（　　　）

3　稚内市《し》
冬《ふゆ》には流氷《りゅうひょう》がみられることも。
（　　　）

4　苫小牧市《し》
支笏洞爺国立公園《しこつとうやこくりつこうえん》で有名《ゆうめい》。
（　　　）

5　積丹町《ちょう》
ソーラン節《ぶし》の発祥地《はっしょうち》。
（　　　）

6　□□（きたみ）市《し》
カーリングの町《まち》。

7　□□（ねむろ）市《し》
北海道本島《ほっかいどうほんとう》の最東端《さいとうたん》。

8　□□（ちとせ）市《し》
支笏湖《しこつこ》や温泉《おんせん》が有名《ゆうめい》。

9　□□□（いわみざわ）市《し》
鉄道《てつどう》の町《まち》。

10　□□□（ふらの）市《し》
ラベンダー畑《ばたけ》で有名《ゆうめい》。

210日の答え ▶ 1.はんい 2.ひざ 3.ぜんせん 4.しめ 5.かんだん 6.じょうたい 7.所 8.雲 9.激 10.見込 11.真夏日 12.高気圧

213日

同音異義語

□に漢字を書きましょう。

1　荷物《にもつ》を□□《ようい》する。

2　□□《ようい》に解決《かいけつ》しない。

3　観光客《かんこうきゃく》の多《おお》い□□《じき》。

4　□□《じき》社長《しゃちょう》になる。

5　□□《じき》を逃《のが》す。

6　注意《ちゅうい》□□《じこう》を読《よ》む。

7　□□《じこう》の挨拶《あいさつ》をする。

8　不眠《みん》□□《ふきゅう》で考《かんが》える。

9　パソコンが□□《ふきゅう》する。

10　□□《ふきゅう》の名作《めいさく》。

2426問達成！

月　日

得点　／10

211日の答え ▶ 1. げんぶ 2. かこう 3. おおや 4. みかげ 5. こはく 6. うんも（きらら・きら）
7. 石炭 8. 軽 9. 石英 10. 水晶 11. 大理石 12. 石灰

214日

季節にちなむ言い回し（秋）

——線部の読み方をひらがなで、□は漢字を書きましょう。

2438問 達成！

月　日

得点　／12

1 霧が立《た》ちこめる。（　　）

2 松茸《まつたけ》が採れる。（　　）

3 変《か》わりやすい天候。（　　）

4 秋《あき》の夜長。（　　）

5 動物《どうぶつ》愛護週間《しゅうかん》の活動《かつどう》。（　　）

6 秋《あき》の味覚を楽《たの》しむ。（　　）

7 □《お》ち葉《ば》を踏《ふ》んで歩《ある》く。

8 秋風《あきかぜ》が□《つめ》たい。

9 □《みの》りの季節《きせつ》。

10 □《つき》□《み》団子《だんご》を作《つく》る。

11 □《どく》□《しょ》の秋《あき》。

12 □《ぶん》□《か》祭《さい》が行《おこな》われる。

212日の答え▶ 1.あばしり 2.えりも 3.わっかない 4.とまこまい 5.しゃこたん 6.北見 7.根室 8.千歳 9.岩見沢 10.富良野

215日

景色を表すことば

——線部の読み方をひらがなで、□は漢字を書きましょう。

2448問達成！

月　日

得点　／10

1 目《め》を見張《みは》るような眺望。（　　）

2 遠景に塔《とう》が見《み》える。（　　）

3 木《き》々《ぎ》の息吹を感《かん》じる。（　　）

4 野趣あふれる庭園《ていえん》。（　　）

5 段々畑が連《つら》なる。（　　）

6 □《かい》□《がん》□《せん》をたどる。

7 □《や》□《けい》で有名《ゆうめい》な町《まち》。

8 山間《かん》にきらめく□《らく》□《じつ》。

9 □《さん》□《し》水明《すいめい》の地《ち》を訪《たず》ねる。

10 水面《すいめん》に映《うつ》る花《はな》の□《うき》□《はし》。

213日の答え ▶ 1．用意 2．容易 3．時期（季）4．次期 5．時機 6．事項 7．時候 8．不休 9．普及 10．不朽

216日

無・非・未・不 がつくことば

――線部の読み方をひらがなで、□は漢字を書きましょう。

2460問達成！

月　日

得点　／12

1 未就学児《じ》を預《あず》ける。（　　）

2 左右《さゆう》非対称の図形《ずけい》。（　　）

3 資源《しげん》が無尽蔵だ。（　　）

4 不退転の覚悟《かくご》で臨《のぞ》む。（　　）

5 社内《しゃない》の不文律を守《まも》る。（　　）

6 無作為に選《えら》ぶ。（　　）

7 この絵《え》は未□《かん》□《せい》だ。

8 不□《か》□《けつ》な人材《じんざい》だ。

9 不□《し》□《まつ》の責任《せきにん》を取《と》る。

10 未□《けい》□《けん》でも応募《おうぼ》できる。

11 無《ぶ》□《えん》□《りょ》な態度《たいど》。

12 この本《ほん》は非□《ばい》□《ひん》だ。

214日の答え▶ 1．きり 2．と 3．てんこう 4．よなが 5．あいご 6．みかく 7．落 8．冷 9．実 10．月見 11．読書 12．文化

217日

合戦の名前

――線部の読み方をひらがなで、□は漢字を書きましょう。

1　屋島の戦《たたか》い　那須与一《なすのよいち》が扇《おうぎ》を射《い》る逸《いっ》話《わ》で有名《ゆうめい》。（　　　）

2　承久の乱《らん》　鎌倉幕府《かまくらばくふ》VS後鳥羽上皇《ごとばじょうこう》。（　　　）

3　姉川の戦《たたか》い　「比叡山《ひえいざん》焼《や》き討《う》ち」につながる戦《たたか》い。（　　　）

4　宇治川の戦《たたか》い　「宇治川の先《せん》陣争《じんあらそ》い」の逸《いっ》話《わ》で有名《ゆうめい》。（　　　）

5　桶狭間の戦《たたか》い　信長《のぶなが》の天下《てんか》統一《とういつ》の第一《だいいっ》歩《ぽ》となった。（　　　）

6　西《せい》□《なん》戦争《せんそう》　西郷隆盛《さいごうたかもり》を中心《ちゅうしん》とする士族《しぞく》たちの反乱《はんらん》。

7　加賀《かが》□《いっ》□《こう》一揆《いっき》　弾圧《だんあつ》された信徒《しんと》による一揆《いっき》。

8　□《おう》州《しゅう》合戦《かっせん》　世界遺産《せかいいさん》の平泉《ひらいずみ》で有名《ゆうめい》。

9　□《ほん》□《のう》寺《じ》の変《へん》　信長《のぶなが》が明智光秀《あけちみつひで》に襲《おそ》われた。

10　□《さくら》□《だ》□《もん》外《がい》の変《へん》　井伊直弼《いいなおすけ》らが暗殺《あんさつ》された。

2470問 達成！

月　日

得点　／10

215日の答え　1. ちょうぼう 2. えんけい 3. いぶき 4. やしゅ 5. だんだんばたけ 6. 海岸線 7. 夜景 8. 落日 9. 山紫 10. 浮橋

218日

料理の言い回し

――線部の読み方をひらがなで、□は漢字を書きましょう。

2482問 達成！

月　日

得点　／12

1 玉《たま》ねぎを水《みず》に晒す。

2 人参《にんじん》を薄《うす》く削ぐ。

3 布巾《ふきん》で汁《しる》を漉す。

4 トマトを櫛切《ぎ》りにする。

5 湯煎にかける。

6 ごぼうを笹掻きにする。

7 ソースで□《あ》える。

8 強火《つよび》で□《いた》める。

9 きゅうりの□《らん》切《ぎ》り。

10 貝《かい》を□《さか》□《む》しにする。

11 □《お》□《かしら》付《つ》きの鯛《たい》。

12 お米《こめ》を□《た》く。

216日の答え▶ 1.みしゅうがく 2.ひたいしょう 3.むじんぞう 4.ふたいてん 5.ふぶんりつ 6.むさくい 7.完成 8.可欠 9.始末 10.経験 11.遠慮 12.売品

219日

手紙で用いることばや言い回し

――線部の読み方をひらがなで、□は漢字を書きましょう。

2492問 達成！

月　日

得点　／10

1 「謹啓」で始《はじ》める。（　　　）

2 「敬白」で終《お》わる。（　　　）

3 ご隆盛と存《ぞん》じる。（　　　）

4 ご清祥のこと。（　　　）

5 「新緑《しんりょく》の候」と書《か》く。（　　　）

6 ご□《はっ》□《てん》のこと。

7 春《はる》の訪《おとず》れを□《つ》げる。

8 お□《せ》□《わ》になります。

9 □《はい》□《けい》お元《げん》気《き》ですか。

10 「□《けい》□《ぐ》」でしめる。

217日の答え▶ 1.やしま 2.じょうきゅう 3.あねがわ 4.うじがわ 5.おけはざま 6.南 7.一向 8.奥 9.本能 10.桜田門

220日

季節のことば（秋）

——線部の読み方をひらがなで、□は漢字を書きましょう。

2504問達成！

月　日

得点　／12

1　中秋の名月《めいげつ》（　　）

2　芸術の秋《あき》（　　）

3　秋口（　　）

4　晩秋（　　）

5　秋刀魚（　　）

6　秋寒（　　）

7　□《もみ》□《じ》狩《が》り

8　秋《あき》の□《よ》□《なが》

9　□《ゆう》□《や》け空《ぞら》

10　秋《あき》の□《み》□《かく》

11　野《の》山《やま》の□《にしき》

12　□《すず》□《むし》の声《こえ》

218日の答え▶ 1.さら 2.そ 3.こ 4.くし 5.ゆせん 6.ささが 7.和 8.炒 9.乱 10.酒蒸 11.尾頭 12.炊

221日

身の回りのことば　防災・防犯

――線部の読み方をひらがなで、□は漢字を書きましょう。

2516問達成！

月　日

得点　／12

1　警備会社《がいしゃ》と契約《けいやく》する。（　　）

2　乾パンの備《そな》え。（　　）

3　建物《たてもの》を耐震化《か》する。（　　）

4　水《みず》を備蓄する。（　　）

5　ガス検知器をつける。（　　）

6　防災《ぼうさい》頭巾をかぶる。（　　）

7　□《き》□《き》管理《かんり》に努《つと》める。

8　空《あき》巣《す》の□《しん》□《にゅう》を防《ふせ》ぐ。

9　家《か》具《ぐ》を□《こ》□《てい》する。

10　□《あん》□《ぴ》の確認《かくにん》。

11　□《かい》□《ちゅう》電灯《でんとう》を用意《ようい》する。

12　□《しょう》□《ぼう》□《だん》に入《はい》る。

219日の答え▶ 1.きんけい 2.けいはく 3.りゅうせい 4.せいしょう 5.こう 6.発展 7.告 8.世話 9.拝啓 10.敬具

222日

喜怒哀楽（喜び）

――線部の読み方をひらがなで、□は漢字を書きましょう。

2528問達成！

月　日

得点　／12

1 言葉《ことば》を詰まらせる。（　　）

2 願《ねが》ったり叶ったり。（　　）

3 思《おも》わず小躍りする。（　　）

4 やり甲斐を感《かん》じる。（　　）

5 嬉々として取《と》り組《く》む。（　　）

6 有頂天になる。（　　）

7 □《だ》き合《あ》ってよろこぶ。

8 社長《しゃちょう》はご□《まん》□《えつ》のようだ。

9 □《き》□《しょく》をたたえる。

10 うれしい□《ひ》□《めい》。

11 □《む》□《じょう》のよろこび。

12 □《そう》□《ごう》を崩《くず》す。

220日の答え▶ 1.ちゅうしゅう 2.げいじゅつ 3.あきぐち 4.ばんしゅう 5.さんま 6.あきさむ 7.紅葉 8.夜長 9.夕焼 10.味覚 11.錦 12.鈴虫

223日

日本の時代名

――線部は読み方をひらがなで、□は漢字を書きましょう。

2534問達成！

月　日

得点　／6

1　鎌倉時代《じだい》

…武士《ぶし》が□《たい》□《とう》する。

（　　）

2　南北朝時代《じだい》

…□《けん》□《こう》法師《ほうし》の生《い》きた時代《じだい》。

（　　）

3　室町時代《じだい》

…将軍《しょうぐん》・足利《あしかが》□《よし》□《みつ》の時代《じだい》。

（　　）

4　安土桃山時代《じだい》

…豊臣秀吉《とよとみひでよし》が天下《てんか》を□《とう》□《いつ》する。

（　　）

5　江戸時代《じだい》

…□《うき》□《よ》□《え》が大流行《だいりゅうこう》。

（　　）

6　明治時代《じだい》

…文明《ぶんめい》□《かい》□《か》が進《すす》められる。

（　　）

221日の答え▶ 1.けいび 2.かん 3.たいしん 4.びちく 5.けんちき 6.ずきん 7.危機 8.侵入 9.固定 10.安否 11.懐中 12.消防団

224日

環境に関することば

――線部の読み方をひらがなで、□は漢字を書きましょう。

2546問 達成！

1 **熱帯**雨林《うりん》の減少《げんしょう》。（　　）

2 **化石**燃料《ねんりょう》が豊富《ほうふ》だ。（　　）

3 **密林**に暮《く》らす動物《どうぶつ》。（　　）

4 **砂漠**化《か》が進《すす》む。（　　）

5 不法《ふほう》**投棄**を罰《ばっ》する。（　　）

6 **有機**農法《のうほう》を試《ため》す。（　　）

7 エルニーニョ□《げん》□《しょう》。

8 □《がい》□《らい》□《しゅ》を駆除《くじょ》する。

9 深刻《しんこく》な□《たい》□《き》汚染《おせん》。

10 低《ひく》いエネルギー□《じ》□《きゅう》□《りつ》。

11 □《たい》□《き》電力《でんりょく》をなくす。

12 □《おん》□《しつ》効果《こうか》ガスの減少《げんしょう》。

月　日

得点　／12

222日の答え ▶ 1. つ 2. かな 3. こおど 4. がい 5. きき 6. うちょうてん 7. 抱 8. 満悦 9. 喜色 10. 悲鳴 11. 無上 12. 相好

225日

日本の伝統家屋

——線部の読み方をひらがなで書きましょう。

2556問達成！

月　日

得点　／10

1. 瓦屋《や》根《ね》
2. 茅葺き屋《や》根《ね》
3. 土壁
4. 格子戸
5. 襖
6. 天袋
7. 長押
8. 欄間
9. 梁
10. 囲炉裏

223日の答え▶ 1.かまくら・台頭 2.なんぼくちょう・兼好 3.むろまち・義満 4.あづちももやま・統一 5.えど・浮世絵 6.めいじ・開化

226日

季節にちなむ言い回し（秋）

――線部の読み方をひらがなで、□は漢字を書きましょう。

2568問
達成！

月　日

得点　／12

1　彼岸花《ばな》が咲《さ》く。（　　）

2　豊作を喜《よろこ》ぶ。（　　）

3　ペットの換毛期《き》。（　　）

4　もの寂しい雰囲気《ふんいき》。（　　）

5　稲穂が実《みの》る。（　　）

6　紅葉の名所《めいしょ》。（　　）

7　□《しょく》□《よく》の秋《あき》。

8　ハロウィンの□《か》□《そう》をする。

9　□《すず》□《むし》の声《こえ》が聞《き》こえる。

10　□《げい》□《じゅつ》に触《ふ》れる。

11　並木《なみき》が□《らく》□《よう》する。

12　□《じゅう》□《ご》□《や》の月《つき》を眺《なが》める。

224日の答え ▶ 1.ねったい 2.かせき 3.みつりん 4.さばく 5.とうき 6.ゆうき 7.現象 8.外来種 9.大気 10.自給率 11.待機 12.温室

227日

マナー表現

——線部の読み方をひらがなで、□は漢字を書きましょう。

2578問 達成！

月　日

得点　／10

1　相手《あいて》の会社《かいしゃ》は貴社。（　　）

2　自分《じぶん》の会社《かいしゃ》は小社。（　　）

3　お尋ねください。（　　）

4　喫煙《きつえん》はお控えください。（　　）

5　ご好評《こうひょう》を賜る。（　　）

6　お話《はなし》を□《うかが》います。

7　ご相談《そうだん》を□《うけたまわ》る。

8　ご□《さ》□《しゅう》をお願《ねが》いします。

9　ご□《そく》□《ろう》いただく。

10　お手《て》を□《はい》□《しゃく》。

225日の答え▶ 1．かわら 2．かやぶ 3．つちかべ 4．こうしど 5．ふすま 6．てんぶくろ 7．なげし 8．らんま 9．はり 10．いろり

228日

日本の地名（東北）

──線部の読み方をひらがなで、□は漢字を書きましょう。

2588問達成！

月　日

得点　／10

1 弘前市《し》（青森県《あおもりけん》）リンゴの生産量《せいさんりょう》日本一《にほんいち》。（　　　）

2 米沢市《し》（山形県《やまがたけん》）和牛《わぎゅう》で有名《ゆうめい》。（　　　）

3 由利本荘《ほんじょう》市《し》（秋田県《あきたけん》）県内最大面積《けんないさいだいめんせき》の市《し》。（　　　）

4 喜多方市《し》（福島県《ふくしまけん》）ご当地《とうち》ラーメンが有名《ゆうめい》。（　　　）

5 気仙沼市《し》（宮城県《みやぎけん》）有名《ゆうめい》な漁港《ぎょこう》がある。（　　　）

6 □□《さかた》市《し》（山形県《やまがたけん》）港《みなと》のある町《まち》。

7 □□《みやこ》市《し》（岩手県《いわてけん》）リアス式海岸《しきかいがん》の北端《ほくたん》。

8 □□《とおの》市《し》（岩手県《いわてけん》）柳田國男《やなぎたくにお》の物語《ものがたり》で有名《ゆうめい》。

9 □□《いしのまき》市《し》（宮城県《みやぎけん》）金華山《きんかざん》や金華《きんか》サバが有名《ゆうめい》。

10 □□□《にほんまつ》市《し》（福島県《ふくしまけん》）日本百《にほんひゃく》名城《めいじょう》の城《しろ》がある。

226日の答え ▶ 1.ひがん 2.ほうさく 3.かんもう 4.さび 5.いなほ 6.もみじ(こうよう) 7.食欲 8.仮装 9.鈴虫 10.芸術 11.落葉 12.十五夜

229日

喜怒哀楽（悲しみ）

――線部の読み方をひらがなで、□は漢字を書きましょう。

2598問達成！

月　日

得点　／10

1 憐憫の情《じょう》を抱《いだ》く。（　　）

2 沈痛な面《おも》持《も》ち。（　　）

3 責《せ》められて号泣する。（　　）

4 不幸《ふこう》だと嘆息※する。（　　）
※悲《かな》しんでためいきをつく。

5 憂愁※にとらわれる。（　　）
※うれい悲《かな》しむこと。

6 □《つら》くてたまらない。

7 □《なみだ》がこぼれる。

8 □□《ひあい》を感《かん》じる。

9 結果《けっか》に□□《らくたん》する。

10 気《き》が□□《めいい》る。

227日の答え　1.きしゃ　2.しょうしゃ　3.たず　4.ひか　5.たまわ　6.伺　7.承　8.査収　9.足労　10.拝借

230日

人の性格・人柄

——線部の読み方をひらがなで、□は漢字を書きましょう。

2610問達成！

月　日

得点　／12

1 繊細

2 軽率な行動《こうどう》。

3 慎み深《ぶか》い

4 清廉潔白《ぱく》

5 潔癖症《しょう》

6 筆《ふで》不精

7 □《せい》□《じつ》な仕事《しごと》ぶり。

8 □《うら》□《おもて》がない。

9 □《み》□《え》っぱり

10 □《めん》□《どう》くさがり

11 □《しん》□《けい》□《しつ》な性格《せいかく》。

12 □《おん》□《こう》な人《ひと》。

228日の答え▶ 1.ひろさき 2.よねざわ 3.ゆり 4.きたかた 5.けせんぬま 6.酒田 7.宮古 8.遠野 9.石巻 10.二本松

231日

日本の伝統行事

——線部の読み方をひらがなで、□は漢字を書きましょう。

2620問 達成！

月　日

得点　／10

1 針供養《くよう》（　　）

2 大晦日（　　）

3 お歳暮（　　）

4 端午のせっく（　　）

5 鏡開《びら》き（　　）

6 □□《せつぶん》の豆《まめ》まき。

7 お□□《はなみ》の様子《ようす》。

8 □□《ななくさ》がゆを食《た》べる。

9 どんど□《や》きに参加《さんか》する。

10 秋《あき》のお□□《ひがん》。

229日の答え ▶ 1.れんびん 2.ちんつう 3.ごうきゅう 4.たんそく 5.ゆうしゅう 6.辛 7.涙 8.悲哀 9.落胆 10.滅入

232日

髪に関することば

——線部の読み方をひらがなで、□は漢字を書きましょう。

2630問達成！

月　日

得点　／10

1　髪が伸びる。（　　）

2　長《なが》い髪を結い上《あ》げる。（　　）

3　バリカンで髪を刈る。（　　）

4　髪型を変《か》える。（　　）

5　緑の黒《くろ》髪。（　　）

6　□《ゆた》かな髪。

7　髪の色《いろ》を□《そ》める。

8　□《おく》れ毛《げ》をかきあげる。

9　三《み》つ□《あ》みをする。

10　□《び》□《よう》□《いん》で髪を切《き》る。

230日の答え▶ 1.せんさい 2.けいそつ 3.つつし 4.せいれん 5.けっぺき 6.ぶしょう 7.誠実 8.裏表 9.見栄 10.面倒 11.神経質 12.温厚

233日

季語　秋

――線部の読み方をひらがなで、□は漢字を書きましょう。

2642問達成！

月　日

得点　／12

1　扇置《お》く（　　）

2　休暇明《あ》け（　　）

3　釣瓶落《お》とし（　　）

4　馬《うま》肥ゆる（　　）

5　桐一葉（　　）

6　十六夜（　　）

7　□《てん》□《たか》く馬《うま》肥ゆる秋《あき》。

8　□《わた》り鳥《どり》が羽《はね》を休《やす》める。

9　□《ぼん》踊《おど》りの輪《わ》に入《はい》る。

10　竜《たつ》田《た》□《ひめ》の伝説《でんせつ》。

11　□《つゆ》□《くさ》の青《あお》い花《はな》。

12　□《きく》□《にん》□《ぎょう》を見《み》に行《い》く。

231日の答え　1.はり　2.おおみそか　3.せいぼ　4.たんご　5.かがみ　6.節分　7.花見　8.七草　9.焼　10.彼岸

234日

衣類・衣料品に関することば

——線部の読み方をひらがなで、□は漢字を書きましょう。

2654問 達成！

月　日

得点　／12

1 袖を通《とお》す。（　　）

2 靴下をはく。（　　）

3 アクリル繊維の布《ぬの》。（　　）

4 裾をあげる。（　　）

5 裏地をつける。（　　）

6 前身頃を上《うえ》にする。（　　）

7 学校《がっこう》の□《せい》□《ふく》。

8 □《みず》□《ぎ》で泳《およ》ぐ。

9 □《あさ》でできたシャツ。

10 □《ぐん》□《て》をはめる。

11 □《おび》を締《し》める。

12 □《うわ》□《ぎ》をはおる。

232日の答え ▶ 1.の 2.ゆ 3.か 4.かみがた 5.みどり 6.豊 7.染 8.後 9.編 10.美容院

235日

世界遺産の名所

――線部の読み方をひらがなで、□は漢字を書きましょう。

1 法隆寺（奈良《なら》県《けん》生駒《いこま》郡《ぐん》）（　　）

2 白川郷（岐阜《ぎふ》県《けん》大野《おおの》郡《ぐん》）（　　）

3 知床（北海道《ほっかいどう》知床半島《はんとう》）（　　）

4 石見銀山《ぎんざん》（島根《しまね》県《けん》大田《おおだ》市《し》）（　　）

5 韮山反射炉《はんしゃろ》（静岡《しずおか》県《けん》伊豆《いず》の国《くに》市《し》）（　　）

6 □《ふ》□《じ》山《さん》（静岡《しずおか》県《けん》・山梨《やまなし》県《けん》）

7 □《げん》□《ばく》ドーム（広島《ひろしま》県《けん》広島《ひろしま》市《し》）

8 □《み》□《ほの》松原《まつばら》（静岡《しずおか》県《けん》静岡《しずおか》市《し》）

9 □《きよ》□《みず》寺《でら》（京都《きょうと》市《し》東山《ひがしやま》区《く》）

10 □《おお》□《うら》天主堂《てんしゅどう》（長崎《ながさき》県《けん》長崎《ながさき》市《し》）

2664問達成！

月　日

得点　／10

233日の答え　1.おうぎ 2.きゅうか 3.つるべ 4.こ 5.きりひとは 6.いざよい（じゅうろくや） 7.天高 8.渡 9.盆 10.姫 11.露草 12.菊人形

236日

覚えておきたい依頼・断りの表現

——線部の読み方をひらがなで、□は漢字を書きましょう。

2674問 達成！

月　日

得点　／10

1　お応え致《いた》しかねます。（　　）

2　ご配慮ください。（　　）

3　ご査収ください。（　　）

4　〜は可能でしょうか。（　　）

5　辞退いたします。（　　）

6　□《まこと》に残念《ざんねん》ですが。

7　ご事《じ》情《じょう》は□《じゅう》□《じゅう》承《しょう》知《ち》の上《うえ》。

8　お取《と》り□《はか》らいください。

9　お願《ねが》いできれば□《さいわ》いです。

10　ご期《き》待《たい》に□《そ》いかねます。

234日の答え ▶ 1.そで 2.くつした 3.せんい 4.すそ 5.うらじ 6.まえみごろ 7.制服 8.水着 9.麻 10.軍手 11.帯 12.上着

237日

数え方

□にあてはまる漢字を下から選んで書きましょう。

1　花《はな》＝一《いち》□《りん》

2　家《いえ》＝一《いっ》□《こ》

3　傘《かさ》＝一《ひと》□《はり》

4　イカ＝一《いっ》□《ぱい》

5　盆栽《ぼんさい》＝一《ひと》□《はち》

6　ベッド＝一《いっ》□《しょう》

7　田《た》畑《はた》＝一《いち》□《めん》

8　箸《はし》＝一《いち》□《ぜん》

鉢　戸　膳　杯

輪　張　床　面

2682問達成！

月　日

得点　／8

235日の答え▶ 1.ほうりゅうじ 2.しらかわごう 3.しれとこ 4.いわみ 5.にらやま 6.富士 7.原爆 8.三保 9.清水 10.大浦

238日

中華料理

——線部の読み方をひらがな、またはカタカナで、□は漢字を書きましょう。

1 搾菜（　　）

2 月餅（　　）

3 小籠包（　　）

4 回鍋肉（　　）

5 豆板醤炒《いた》め（　　）

6 □《ヤム》□《チャ》

7 □《はる》□《さめ》サラダ

8 □《す》□《ぶた》

9 □《てん》□《しん》
焼《シュー》売《マイ》や月餅などの軽食《けいしょく》。

10 □《アン》□《ニン》豆腐《どうふ》

2692問達成！

月　日

得点　／10

236日の答え ▶ 1.こた 2.はいりょ 3.さしゅう 4.かのう 5.じたい 6.誠 7.重々（重）8.計 9.幸 10.添（副・沿）

239日

季節のことば（秋）

——線部の読み方をひらがなで、□は漢字を書きましょう。

1　栗拾い

2　秋声

3　茸狩り

4　収穫の秋

5　衣替え

6　渋柿

7　□《あき》□《ば》れ

8　□《あき》□《かぜ》

9　□《はだ》寒《さむ》

10　紅葉《もみじ》を□《ち》らす

11　天高《てんたか》く馬《うま》□《こ》ゆる秋

12　□《ひ》□《がん》□《ばな》

2704問達成！

月　日

得点　／12

237日の答え ▶ 1.輪 2.戸 3.張 4.杯 5.鉢 6.床 7.面 8.膳

240日

いわうことば

――線部の読み方をひらがなで、□は漢字を書きましょう。

2716問 達成！

月　日

得点　／12

1 合格おめでとう。（　　）

2 末永くお幸《しあわ》せに。（　　）

3 お目出とう。（　　）

4 吉報を伝《つた》える。（　　）

5 ご多幸をお祈《いの》りする。（　　）

6 活躍を期《き》待《たい》します。（　　）

7 成人《せいじん》のお□《いわ》いをする。

8 ご□《はっ》□《てん》をお祈《いの》りします。

9 □《しゅく》□《が》会《かい》を催《もよお》す。

10 □《きょう》□《うん》を祈《いの》る。

11 □《しゅく》□《でん》を打《う》つ。

12 □《すこ》やかな年《とし》になるように。

238日の答え▶ 1．ザーサイ 2．げっぺい 3．ショーロンポー 4．ホイコーロー 5．とうばんじゃん 6．飲茶 7．春雨 8．酢豚 9．点心 10．杏仁

241日

驚き・恥ずかしさ

——線部の読み方をひらがなで、□は漢字を書きましょう。

2728問達成！

月　日

得点　／12

1 頬《ほお》を紅潮させる。（　　）

2 真相《しんそう》に唖然とする。（　　）

3 驚愕の真実《しんじつ》。（　　）

4 汗顔の至《いた》り。（　　）

5 面映ゆく感《かん》じる。（　　）

6 羞恥を覚《おぼ》える。（　　）

7 □《あな》があったら入《はい》りたい。

8 □《あわ》を食《く》う。

9 目《め》を□《み》□《は》る。

10 □《ふ》□《い》を打《う》たれる。

11 顔《かお》に□《どろ》を塗《ぬ》られた。

12 驚《おどろ》いて□《へい》□《せい》を失《うしな》う。

239日の答え▶ 1.くりひろ 2.しゅうせい 3.きのこが 4.しゅうかく 5.ころもが 6.しぶがき 7.秋晴 8.秋風 9.肌 10.散 11.肥 12.彼岸花

242日

会社で使う基本用語

——線部の読み方をひらがなで、□は漢字を書きましょう。

2740問達成！

月　日

得点　／12

1 流通部《ぶ》（　　）

2 営業部《ぶ》（　　）

3 広報部《ぶ》（　　）

4 経理部《ぶ》（　　）

5 国際事《じ》業《ぎょう》部《ぶ》（　　）

6 知的《ちてき》財産部《ぶ》（　　）

7 売《う》り上《あ》げを□《けい》□《じょう》する。

8 地方《ちほう》□《し》□《しゃ》に転勤《てんきん》する。

9 東京《とうきょう》に□《しゅっ》□《ちょう》する。

10 □《ぎょう》□《む》を委託《いたく》する。

11 □《こ》□《きゃく》のニーズ。

12 代表《だいひょう》□《とり》□《しまり》□《やく》社長《しゃちょう》。

240日の答え▶ 1.ごうかく 2.すえなが 3.めで 4.きっぽう 5.たこう 6.かつやく 7.祝 8.発展 9.祝賀 10.強運 11.祝電 12.健

243日

ときを表すことば

——線部の読み方をひらがなで、□は漢字を書きましょう。

1 未明

2 日暮れ

3 夜更け

4 早朝

5 有明

6 夜半

7 □《ひる》下《さ》がり

8 □《よ》□《なか》

9 □《あ》けがた

10 □《しょう》□《ご》 ひるの十二《じゅうに》時《じ》。

11 □《にっ》□《ちゅう》 ひる間《ま》。

12 □《ゆう》□《がた》

2752問 達成！

月　日

得点

／12

241日の答え ▶ 1.こうちょう 2.あぜん 3.きょうがく 4.かんがん 5.おもは 6.しゅうち 7.穴 8.泡 9.見張 10.不意 11.泥 12.平静

244日

身近な調味料

――線部の読み方をひらがなで、□は漢字を書きましょう。

2762問 達成！

月　日

得点　／10

1 餃子《ギョーザ》にラー油をつける。

2 菜種油《あぶら》を絞《しぼ》る。

3 穀物酢《す》の香《かお》り。

4 レモン果汁の酸味《さんみ》。

5 カレーの香辛料。

6 □《ね》りわさびの刺激《しげき》。

7 □《さ》□《とう》を控《ひか》える。

8 □《わ》□《ふう》出《だ》汁《し》のお吸《す》い物《もの》。

9 □《ちゅう》□《か》出《だ》汁《し》を味《あじ》わう。

10 □《よう》□《ふう》出《だ》汁《し》でスープを作《つく》る。

242日の答え ▶ 1. りゅうつう 2. えいぎょう 3. こうほう 4. けいり 5. こくさい 6. ざいさん 7. 計上 8. 支社 9. 出張 10. 業務 11. 顧客 12. 取締役

245日

草の名前

――線部の読み方をひらがなで、□は漢字を書きましょう。

2772問達成！

月　日

得点　／10

1 蕨（　　　）

2 茗荷（　　　）

3 菖蒲（　　　）

4 撫子（　　　）

5 大葉子（　　　）

6 □《な》の花《はな》

7 □《あさ》
繊《せん》維《い》から布《ぬの》が作《つく》られる。

8 □《はぎ》
秋《あき》の七草《ななくさ》の一《ひと》つ。

9 □《あわ》
米《こめ》のように炊《た》いたり、餅《もち》にしたりする。

10 □《ひゃく》□《にち》□《そう》

243日の答え▶ 1.みめい 2.ひぐ 3.よふ 4.そうちょう 5.ありあけ 6.やはん(よわ) 7.昼 8.夜中 9.明 10.正午 11.日中 12.夕方

246日

人の性格・人柄

——線部の読み方をひらがなで、□は漢字を書きましょう。

1 偏屈（　　）

2 内弁慶（　　）

3 寡黙（　　）

4 献身的《てき》な看病《かんびょう》。（　　）

5 臆病者《もの》（　　）

6 融通がきかない。（　　）

7 □《しん》□《せつ》心《しん》がある。

8 神経《しんけい》が□《ず》□《ぶと》い。

9 引《ひ》っ込《こ》み□《じ》□《あん》

10 □《よう》□《じん》深《ぶか》い

11 □《き》□《てん》がきく。

12 □《てつ》□《めん》□《ぴ》な人《ひと》。

2784問達成！

月　日

得点　／12

244日の答え ▶ 1.ゆ 2.なたね 3.こくもつ 4.かじゅう 5.こうしんりょう 6.練 7.砂糖 8.和風 9.中華 10.洋風

247日

お菓子

——線部の読み方をひらがなで、□は漢字を書きましょう。

2794問 達成！

月　日

得点　／10

1　笹団《だん》子《ご》（　　）

2　干菓《が》子《し》（　　）

3　葛桜（　　）

4　卵ボーロ（　　）

5　金平糖（　　）

6　□《らく》雁《がん》

7　□《きん》□《た》□《ろう》飴《あめ》

8　豆《まめ》□《だい》□《ふく》

9　羽《は》□《ぶた》□《え》餅《もち》

10　□《ひな》あられ

245日の答え ▶ 1.わらび 2.みょうが 3.しょうぶ（あやめ）4.なでしこ 5.おおばこ 6.菜 7.麻 8.萩 9.粟 10.百日草

248日

都道府県名

――線部の読み方をひらがなで、□は漢字を書きましょう。

2806問 達成！

月　日

得点　／12

1　福島県《けん》（　　）

2　富山県《けん》（　　）

3　宮崎県《けん》（　　）

4　北海道（　　）

5　愛媛県《けん》（　　）

6　茨城県《けん》（　　）

7　□《か》□《がわ》県《けん》

8　□《さい》□《たま》県《けん》

9　□《にい》□《がた》県《けん》

10　□《とち》□《ぎ》県《けん》

11　□《し》□《が》県《けん》

12　□《わ》□《か》□《やま》県《けん》

246日の答え ▶ 1. へんくつ 2. うちべんけい 3. かもく 4. けんしん 5. おくびょう 6. ゆうずう 7. 親切 8. 図太 9. 思案 10. 用心 11. 機転 12. 鉄面皮

249日

年齢を表すことば

——線部の読み方をひらがなで書きましょう。

2816問達成！

月　日

得点　／10

1 三十路（三十歳《さんじっさい》）

2 而立（三十歳《さんじっさい》）

3 初老（四十歳《よんじっさい》）

4 不惑（四十歳《よんじっさい》）

5 中老（五十歳《ごじっさい》くらい）

6 耳順（六十歳《ろくじっさい》）

7 従心（七十歳《ななじっさい》）

8 傘寿（八十歳《はちじっさい》）

9 半寿（八十一歳《はちじゅういっさい》）

10 皇寿（百十一歳《ひゃくじゅういっさい》）

247日の答え ▶ 1．ささ 2．ひ 3．くずざくら 4．たまご 5．こんぺいとう 6．落 7．金太郎 8．大福 9．二重 10．雛

250日

愛情表現

——線部の読み方をひらがなで、□は漢字を書きましょう。

2828問達成！

月　日

得点　／12

1　思《おも》いが募る。

2　我《わ》が子《こ》を慈しむ。

3　意中の人《ひと》を想《おも》う。

4　恩師《おんし》を敬慕する。

5　ペットを溺愛する。

6　連理の枝《えだ》となる。

7　□《す》きだと伝《つた》える。

8　人生《じんせい》を□《とも》に歩《あゆ》む。

9　目《め》に入《い》れても□《いた》くない。

10　飼《か》い犬《いぬ》を□《いと》おしむ。

11　□《あい》□《ちゃく》が湧《わ》く。

12　□《ま》□《ごころ》を捧《ささ》げる。

248日の答え▶ 1. ふくしま 2. とやま 3. みやざき 4. ほっかいどう 5. えひめ 6. いばらき 7. 香川 8. 埼玉 9. 新潟 10. 栃木 11. 滋賀 12. 和歌山

251日

身の回りのことば　防災・防犯

――線部の読み方をひらがなで、□は漢字を書きましょう。

2840問達成！

月　日

得点　／12

1　消火器の設置《せっち》。（　　）

2　緊急通報《つうほう》システム（　　）

3　補助《ほじょ》錠をつける。（　　）

4　周囲《しゅうい》を警戒する。（　　）

5　充電器《き》を用意《ようい》する。（　　）

6　ガラスの飛散を防《ふせ》ぐ。（　　）

7　簡易的《かんいてき》な□《もう》□《ふ》。

8　□《かん》□《し》カメラをつける。

9　防火《ぼうか》□《よう》□《すい》として使《つか》う。

10　□《でん》□《ち》式《しき》のラジオ。

11　□《たい》□《か》金庫《きんこ》を置《お》く。

12　広域《こういき》□《ひ》□《なん》場所《ばしょ》を知《し》る。

249日の答え ▶ 1.みそじ　2.じりつ　3.しょろう　4.ふわく　5.ちゅうろう　6.じじゅん　7.じゅうしん　8.さんじゅ　9.はんじゅ　10.こうじゅ

252日

いろいろな仕事

――線部の読み方をひらがなで、□は漢字を書きましょう。

2852問 達成！

月　日

得点　／12

1 漫画家の作品《さくひん》。（　　）

2 バスの車掌。（　　）

3 競馬《けいば》の騎手。（　　）

4 潜水士を目指《めざ》す。（　　）

5 司法書士。（　　）

6 人気《にんき》のある俳優。（　　）

7 自動車《じどうしゃ》□《せい》□《び》□《し》になる。

8 腕《うで》のよい□《ぞう》□《えん》技術者《ぎじゅつしゃ》。

9 □《ほ》□《いく》□《し》として働《はたら》く。

10 救急《きゅうきゅう》□《きゅう》□《めい》□《し》の訓練《くんれん》。

11 社会《しゃかい》□《ふく》□《し》□《し》に相談《そうだん》する。

12 社長《しゃちょう》を補佐《ほさ》する□《ひ》□《しょ》。

250日の答え▶ 1.つの 2.いつく 3.いちゅう 4.けいぼ 5.できあい 6.れんり 7.好 8.共 9.痛 10.愛 11.愛着 12.真心

253日

環境に関することば

——線部の読み方をひらがなで、□は漢字を書きましょう。

2864問 達成！

1 雪解けで増水《ぞうすい》する。（　　　）

2 海岸《かいがん》浸食の研究《けんきゅう》。（　　　）

3 酸性雨による被害《ひがい》。（　　　）

4 生物《せいぶつ》多様性の研究《けんきゅう》。（　　　）

5 車《くるま》の排気ガス。（　　　）

6 土壌改良《かいりょう》を進《すす》める。（　　　）

7 □□□《たいようこう》発電《はつでん》の普及《ふきゅう》。

8 オゾン□《そう》の破壊《はかい》。

9 □□□《かっかざん》を調査《ちょうさ》する。

10 美《うつく》しい□□《さとやま》を守《まも》る。

11 □□《ひょうが》が流《なが》れ着《つ》く。

12 □□□《ぞうきばやし》の中《なか》で涼《すず》む。

月　日

得点　／12

251日の答え▶ 1.しょうかき 2.きんきゅう 3.じょう 4.けいかい 5.じゅうでん 6.ひさん 7.毛布 8.監視 9.用水 10.電池 11.耐火 12.避難

254日

「○○性」の表現

――線部の読み方をひらがなで、□は漢字を書きましょう。

2876問 達成！

得点　月　日　／12

1 柔軟性《せい》を高《たか》める。（　　）

2 普遍性《せい》を重視《じゅうし》する。（　　）

3 新奇性《せい》が認《みと》められる。（　　）

4 機密性《せい》に優《すぐ》れた窓《まど》。（　　）

5 燕《つばめ》には帰巣性《せい》がある。（　　）

6 信憑性《せい》に欠《か》ける話《はなし》。（　　）

7 □《た》□《よう》性《せい》に富《と》んだ社会《しゃかい》。

8 □《かく》□《じつ》性《せい》を求《もと》める。

9 □《や》□《こう》性《せい》の動物《どうぶつ》。

10 ボールのような□《だん》□《りょく》性《せい》。

11 □《えい》□《ぞく》性《せい》のある組織《そしき》。

12 □《いっ》□《か》性《せい》のブームだ。

252日の答え ▶ 1.まんがか 2.しゃしょう 3.きしゅ 4.せんすいし 5.しほうしょし 6.はいゆう 7.整備士 8.造園 9.保育士 10.救命士 11.福祉士 12.秘書

255日

川

――線部は読み方をひらがなで、□は漢字を書きましょう。

2886問 達成！

月　日

得点　／10

1 隅田川《がわ》（関東《かんとう》）埼玉県《さいたまけん》から始《はじ》まり東京湾《とうきょうわん》へ注《そそ》ぐ。（　　）

2 利根川《がわ》（関東《かんとう》）「坂東太郎《ばんどうたろう》」の異名《いみょう》をもつ。（　　）

3 淀川《がわ》（近畿《きんき》）支川数《しせんすう》の多《おお》さが日本一《にほんいち》。（　　）

4 九頭竜川《がわ》（中部《ちゅうぶ》）流域面積《りゅういきめんせき》は福井県《ふくいけん》の面積《めんせき》の約《やく》70%。（　　）

5 渡良瀬川《がわ》（関東《かんとう》）利根川《がわ》の支流《しりゅう》の一《ひと》つ。（　　）

6 □《よし》□《の》川《がわ》（四国《しこく》）長《なが》さは四国第二位《しこくだいにい》。

7 □《き》□《そ》川《がわ》（中部《ちゅうぶ》）源流部《げんりゅうぶ》では「味噌川《みそがわ》」とも。

8 □《てん》□《りゅう》川《がわ》（中部《ちゅうぶ》）長野県《ながのけん》を源流《げんりゅう》とし、太平洋《たいへいよう》へ注《そそ》ぐ。

9 □《かん》□《だ》川《がわ》（関東《かんとう》）東京《とうきょう》の代表的《だいひょうてき》な中小河川《ちゅうしょうかせん》。

10 □《なが》□《ら》川《がわ》（中部《ちゅうぶ》）鵜飼《うかい》が有名《ゆうめい》。

253日の答え▶ 1．ゆきど 2．しんしょく 3．さんせいう 4．たようせい 5．はいき 6．どじょう 7．太陽光 8．層 9．活火山 10．里山 11．氷河 12．雑木林

256日

健康・長寿を表す四字熟語

――線部の読み方をひらがなで、□は漢字を書きましょう。

2896問 達成！

月　日

得点　／10

1 食欲《よく》旺盛 (　　　)

2 長命《ちょうめい》富貴 (　　　)

3 平穏無《ぶ》事《じ》 (　　　)

4 頭《ず》寒《かん》足熱 (　　　)

5 生涯《しょうがい》現役 (　　　)

6 □《ふ》□《ろう》長《ちょう》寿《じゅ》

7 愉《ゆ》快《かい》□《かっ》□《ぱつ》

8 □《い》□《き》軒《けん》昂《こう》

9 無《む》病《びょう》□《そく》□《さい》

10 □《い》□《しょく》同《どう》源《げん》

254日の答え▶ 1. じゅうなん 2. ふへん 3. しんき 4. きみつ 5. きそう 6. しんぴょう 7. 多様 8. 確実 9. 夜行 10. 弾力 11. 永続 12. 一過

257日

天気や空模様

——線部の読み方をひらがなで書きましょう。

2906問達成！

月　日

得点　／10

1 凍て空（　　）凍《こお》りつきそうに寒《さむ》い冬《ふゆ》の空。

2 慈雨（　　）恵《めぐ》みの雨《あめ》。

3 薄曇り（　　）薄い雲がかかっている空。

4 甘雨（　　）恵《めぐ》みの雨《あめ》。

5 鱗雲（　　）小《ちい》さな雲が群《む》れをなす雲。

6 淡雪（　　）うっすら積《つ》もり、消《き》えやすいゆき。

7 曇天（　　）くもにおおわれて薄暗《ぐら》い空。

8 名残雪（　　）春《はる》になってから降《ふ》るゆき。

9 時化空（　　）嵐《あらし》になりそうな空。

10 茜雲（　　）赤《あか》く染《そ》まった雲。

255日の答え▶ 1. すみだ 2. とね 3. よど 4. くずりゅう 5. わたらせ 6. 吉野 7. 木曽 8. 天竜 9. 神田 10. 長良

258日

喜怒哀楽（怒り）

――線部の読み方をひらがなで、□は漢字を書きましょう。

1 腹《はら》に据えかねる。（　　）

2 腸が煮《に》えくり返《かえ》る。（　　）

3 額《ひたい》に青筋を立《た》てる。（　　）

4 苛立ちがつのる。（　　）

5 理《り》不《ふ》尽《じん》さに憤慨する。（　　）

6 ふくれっ□《つら》をする。

7 怒《いか》りに□《も》える。

8 □《ぎゃく》□《じょう》して暴《あば》れる。

9 不《ふ》満《まん》を□《ばく》□《はつ》させる。

10 □《み》□《けん》にしわを寄《よ》せる。

2916問達成！

月　日

得点　／10

256日の答え▶ 1.おうせい 2.ふうき 3.へいおん 4.そくねつ 5.げんえき 6.不老 7.活発 8.意気 9.息災 10.医食

259日

美しい日本語

――線部の読み方をひらがなで、□は漢字を書きましょう。

2928問 達成！

月　日

得点　／12

1 成功《せいこう》の兆しを感《かん》じる。（　　）

2 凛とした表情《ひょうじょう》。（　　）

3 言霊の力《ちから》を信《しん》じる。（　　）

4 木漏れ日《び》の中《なか》を歩《ある》く。（　　）

5 仮初めの恋《こい》。（　　）

6 空《そら》が黄昏れる。（　　）

7 □《いち》□《ご》一会《え》を大切《たいせつ》にする。

8 天《てん》を□《あお》ぐ。

9 母《はは》の□《おも》□《かげ》を探《さが》す。

10 □《しら》□《うお》のような指《ゆび》。

11 □《せい》□《そ》な女性《じょせい》に惹《ひ》かれる。

12 色《いろ》も□《か》もある女性《じょせい》。

257日の答え ▶ 1.い 2.じう 3.うすぐも 4.かんう 5.うろこぐも 6.あわゆき 7.どんてん 8.なごりゆき 9.しけぞら 10.あかねぐも

260日

同音異義語

□に漢字を書きましょう。

1　中学《ちゅうがく》□□《いらい》の親友《しんゆう》。

2　仕事《しごと》の□□《いらい》を受《う》ける。

3　□□《かくしん》的《てき》な技術《ぎじゅつ》。

4　真実《しんじつ》であると□□《かくしん》する。

5　事件《じけん》の□□《かくしん》に迫《せま》る。

6　□□《きしょう》価値《かち》のある宝石《ほうせき》。

7　彼《かれ》は□□《きしょう》が荒《あら》い。

8　花火《はなび》に□□《てんか》する。

9　食品《しょくひん》□□《てんか》物《ぶつ》を避《さ》ける。

10　自分《じぶん》の責任《せきにん》を□□《てんか》する。

2938問達成！

月　日

得点　/10

258日の答え ▶ 1.す 2.はらわた 3.あおすじ 4.いらだ 5.ふんがい 6.面 7.燃 8.逆上 9.爆発 10.眉間

261日

調理用具

——線部の読み方をひらがなで、□は漢字を書きましょう。

1 菜箸

2 鉄瓶

3 すり鉢

4 砥石

5 麺棒

6 製氷皿《ざら》

7 □《ちゃ》漉《こ》し

8 □《けい》□《りょう》カップ

9 □《あつ》□《りょく》鍋《なべ》

10 □《あわ》□《だ》て器《き》

11 □《たけ》□《ぐし》

12 □《ずん》□《どう》鍋《なべ》

2950問達成！

月　日

得点　／12

259日の答え▶ 1.きざ 2.りん 3.ことだま 4.こも 5.かりそ 6.たそが 7.一期 8.仰 9.面影 10.白魚 11.清楚 12.香

262日

季語　新年

——線部の読み方をひらがなで、□は漢字を書きましょう。

1　若水（　　　　）

2　恵方（　　　　）

3　屠蘇（　　　　）年頭《ねんとう》に飲《の》む酒《さけ》。

4　手鞠（　　　　）

5　破魔矢（　　　　）

6　歳徳神《じん》（　　　　）その年《とし》の幸運《こううん》をつかさどる神《かみ》。

7　□《ね》正月《しょうがつ》

8　□《げい》□《しゅん》　新《あたら》しい年《とし》をむかえること。

9　□《たから》□《ぶね》　七福神《しちふくじん》などを乗《の》せたふね。

10　□《かがみ》□《びら》き　正月《しょうがつ》に供《そな》えた餅《もち》を食《た》べること。

11　初《はつ》□《しば》□《い》　新年初《しんねんはじ》めての演劇興行《えんげきこうぎょう》。

12　初《はつ》□《ごよみ》　新年《しんねん》に初《はじ》めてこよみを使《つか》うこと。

2962問達成！

月　日

得点　／12

260日の答え▶ 1.以来 2.依頼 3.革新 4.確信 5.核心 6.希少（稀少） 7.気性 8.点火 9.添加 10.転嫁

263日

状態・程度を表す

――線部の読み方をひらがなで、□は漢字を書きましょう。

1 丈夫な体《からだ》を保《たも》つ。（　　）

2 甚だしい失態《しったい》。（　　）

3 安静にして過《す》ごす。（　　）

4 早速はじめる。（　　）

5 変化《へんか》が停滞する。（　　）

6 忙《いそ》しくて手一杯だ。（　　）

7 □《ぐん》を抜《ぬ》いて優秀《ゆうしゅう》だ。

8 □《から》くも優勝《ゆうしょう》を果《は》たす。

9 □《べん》□《り》な機能《きのう》が備《そな》わる。

10 □《すん》□《ぶん》の狂《くる》いもない。

11 □《とう》□《てい》間《ま》に合《あ》わない。

12 □《いっ》□《せい》に走《はし》り出《だ》す。

2974問達成！

月　日

得点　／12

261日の答え▶ 1.さいばし 2.てつびん 3.ばち 4.といし 5.めんぼう 6.せいひょう 7.茶 8.計量 9.圧力 10.泡立 11.竹串 12.寸胴

264日

花の名前

——線部の読み方をひらがな、またはカタカナで、□は漢字を書きましょう。

2984問達成！

月　日

得点　/10

1　菫（　　）

2　秋桜（　　）

3　薔薇（　　）

4　浜木綿（　　）

5　向日葵（　　）

6　□《きく》

7　胡《こ》蝶《ちょう》□《らん》

8　□《ひる》□《がお》

9　□《つき》□《み》□《そう》

10　□《さ》□《ざん》□《か》

262日の答え ▶ 1. わかみず 2. えほう 3. とそ 4. てまり 5. はまや 6. としとく 7. 寝 8. 迎春 9. 宝船 10. 鏡開 11. 芝居 12. 暦

265日

風を表すことば

——線部の読み方をひらがなで、□は漢字を書きましょう。

1 逆風

2 空風

3 台風

4 山背

5 旋風

6 □《みなみ》□《かぜ》

7 □《ねっ》□《ぷう》

8 □《き》□《せつ》□《ふう》

9 □《あらし》

10 □《とっ》□《ぷう》

2994問達成！

月　日

得点　／10

263日の答え ▶ 1. じょうぶ 2. はなは 3. あんせい 4. さっそく 5. ていたい 6. ていっぱい 7. 群 8. 辛 9. 便利 10. 寸分 11. 到底 12. 一斉

266日

日本の地名（九州・沖縄）

——線部の読み方をひらがなで、□は漢字を書きましょう。

3004問達成！

月　日

得点　／10

1　延岡市《し》（宮崎県《みやざきけん》）日向灘《ひゅうがなだ》と山《やま》に囲《かこ》まれた町《まち》。（　　）

2　都城市《し》（宮崎県《みやざきけん》）霧島連峰《きりしまれんぽう》の麓《ふもと》。（　　）

3　那覇市《し》（沖縄県《おきなわけん》）沖縄県第一《おきなわけんだいいち》の都市《とし》。（　　）

4　臼杵市《し》（大分県《おおいたけん》）臼杵石仏《せきぶつ》は国宝《こくほう》。（　　）

5　伊万里市《し》（佐賀県《さがけん》）焼《や》き物《もの》で有名《ゆうめい》な町《まち》。（　　）

6　□□（あまくさ）諸島《しょとう》（熊本県《くまもとけん》・鹿児島県《かごしまけん》）三《みっ》つの海《うみ》に囲《かこ》まれた諸《しょ》島《とう》。

7　□□（いとまん）市《し》（沖縄県《おきなわけん》）沖縄本島最南端《おきなわほんとうさいなんたん》の市《し》。

8　□□□（させぼ）市《し》（長崎県《ながさきけん》）造船《ぞうせん》と国防《こくぼう》の町《まち》。

9　□□（つしま）（長崎県《ながさきけん》）日本《にほん》と韓国《かんこく》の中間地《ちゅうかんち》点《てん》。

10　□□（たねが）島《しま》（鹿児島県《かごしまけん》）鉄砲伝来《てっぽうでんらい》の地《ち》で有名《ゆうめい》。

264日の答え▶ 1.すみれ 2.コスモス 3.ばら（バラ）4.はまゆう 5.ひまわり 6.菊 7.蘭 8.昼顔 9.月見草 10.山茶花

267日

髪に関することば

――線部の読み方をひらがなで、□は漢字を書きましょう。

1 金髪に染《そ》める。

2 髪《かみ》を一《ひと》つに束ねる。

3 カーラーで巻く。

4 力士《りきし》が髷をゆう。

5 文金《ぶんきん》高島田の花嫁《はなよめ》。

6 髪《かみ》にリボンを□《むす》ぶ。

7 □《えだ》□《げ》を防《ふせ》ぐ。

8 □《つばき》□《あぶら》で髪《かみ》につやを出《だ》す。

9 前髪《まえがみ》を□《た》らす。

10 □《うし》ろ髪《がみ》を引《ひ》かれる。

3014問 達成！

月　日

得点　／10

265日の答え ▶ 1.ぎゃくふう 2.からかぜ 3.たいふう 4.やませ 5.せんぷう（つむじかぜ） 6.南風 7.熱風 8.季節風 9.嵐 10.突風

268日

自然を用いた慣用句

——線部の読み方をひらがなで、□は漢字を書きましょう。

3026問 達成！

月　日

得点　／12

1 木《き》に竹を接《つ》ぐ（　）

2 砂を噛《か》むよう（　）

3 波に乗《の》る（　）

4 うわの空（　）

5 霞を食《く》う（　）

6 雲行きが怪《あや》しい（　）

7 □《ひ》が消《き》えたよう

8 □《みず》に流《なが》す

9 □《うみ》を渡《わた》る

10 □《ひかり》を当《あ》てる

11 □《かざ》□《かみ》に置《お》けない

12 □《や》に下《くだ》る

266日の答え ▶ 1. のべおか 2. みやこのじょう 3. なは 4. うすき 5. いまり 6. 天草 7. 糸満 8. 佐世保 9. 対馬 10. 種子

269日

天気予報

——線部の読み方をひらがなで、□は漢字を書きましょう。

3038問達成！

月　日

得点　／12

1　全国的《ぜんこくてき》に冷え込《こ》む。（　　）

2　梅雨入《い》りする。（　　）

3　山間部《ぶ》では雪《ゆき》が降《ふ》る。（　　）

4　積雪状態《じょうたい》となる。（　　）

5　局地的《てき》な大雨《おおあめ》。（　　）

6　落雷に警戒《けいかい》が必要《ひつよう》。（　　）

7　□《くも》りときどき晴《は》れ。

8　雨《あめ》は□《し》□《だい》にやむ。

9　気温《きおん》は□《へい》□《ねん》並《な》み。

10　□《かっ》□《ぱつ》な雨雲《あまぐも》が通過《つうか》。

11　□《ねっ》□《たい》低気圧《ていきあつ》。

12　□《せい》高《こう》□《とう》低《てい》の気圧配置《きあつはいち》。

267日の答え▶ 1.きんぱつ　2.たば　3.ま　4.まげ　5.たかしまだ
6.結　7.枝毛　8.椿油　9.垂　10.後

270日

季節のことば（冬）

——線部の読み方をひらがなで、□は漢字を書きましょう。

3050問達成！

月　日

得点　／12

1 厚着（　　）

2 霜焼け（　　）

3 歳末（　　）

4 冬《ふゆ》木立（　　）

5 空っかぜ（　　）
冬《ふゆ》に吹《ふ》く、つめたく乾燥《かんそう》したかぜ。

6 氷柱（　　）

7 □《きた》□《かぜ》
南《みなみ》に向《む》かって吹《ふ》く、つめたいかぜ。

8 □《しん》□《せつ》
降《ふ》り積《つ》もったあたらしいゆき。

9 □《れい》□《き》
つめたいくうき。

10 □《かん》□《ぱ》
つめたいくうきのかたまりが入《はい》り込《こ》み、気温《きおん》が急激《きゅうげき》に下《さ》がる現象《げんしょう》。

11 冬《ふゆ》□《しょう》□《ぐん》
厳《きび》しい冬《ふゆ》のさむさのこと。

12 □《ゆき》□《み》
ゆき景色《げしき》やゆき模様《もよう》を楽《たの》しむこと。

268日の答え ▶ 1.たけ 2.すな 3.なみ 4.そら 5.かすみ 6.くもゆ 7.火 8.水 9.海 10.光 11.風上 12.野

271日

湖

――線部の読み方をひらがなで、□は漢字を書きましょう。

1 不忍池（東京《とうきょう》都《と》台東区《たいとうく》）

2 印旛沼《ぬま》（千葉県《ちばけん》成田市《なりたし》・佐倉市《さくらし》・印西市《ざいし》ほか）

3 洞爺湖《こ》（北海道《ほっかいどう》虻田郡《あぶたぐん》）

4 諏訪湖《こ》（長野県《ながのけん》岡谷市《おかやし》・諏訪市《し》・諏訪郡《ぐん》）

5 屈斜路湖《こ》（北海道《ほっかいどう》川上郡《かわかみぐん》）

6 支笏湖《こ》（北海道《ほっかいどう》千歳市《ちとせし》）

7 □《はま》名《な》湖《こ》（静岡県《しずおかけん》）

8 河《かわ》□《ぐち》湖《こ》（山梨県《やまなしけん》南都留郡《みなみつるぐん》）

9 □《ご》□《しき》沼《ぬま》（福島県《ふくしまけん》耶麻郡《やまぐん》）

10 □《ちゅう》□《ぜん》寺《じ》湖《こ》（栃木県《とちぎけん》日光市《にっこうし》）

11 □《の》□《じり》湖《こ》（長野県《ながのけん》上水内郡《かみみのちぐん》）

12 □《ま》□《しゅう》湖《こ》（北海道《ほっかいどう》川上郡《かわかみぐん》）

3062問達成！

得点　　／12

月　　日

269日の答え 1.ひ 2.つゆ 3.さんかん 4.せきせつ 5.きょくち 6.らくらい 7.曇 8.次第 9.平年 10.活発 11.熱帯 12.西・東

272日

和食

——線部の読み方をひらがなで、□は漢字を書きましょう。

1 懐石料理《りょうり》（　　）

2 素麺（　　）

3 粕漬け（　　）

4 出汁巻き卵《たまご》（　　）

5 竜田揚げ（　　）

6 土瓶蒸し（　　）

7 □《う》の花《はな》

8 □《きん》□《ぴら》ごぼう

9 □《しょう》□《じん》料理《りょうり》

10 □《なべ》□《や》きうどん

11 □《ふ》□《ろ》□《ふ》き大根《だいこん》

12 鮎《あゆ》の□《かん》□《ろ》□《に》

3074問達成！

月　日

得点　／12

270日の答え ▶ 1.あつぎ 2.しもや 3.さいまつ 4.こだち 5.から 6.つらら(ひょうちゅう) 7.北風 8.新雪 9.冷気 10.寒波 11.将軍 12.雪見

273日

日本の文化　歌舞伎にまつわることば

——線部の読み方をひらがなで、□は漢字を書きましょう。

3086問達成！

月　日

得点　／12

1　**正念場**を迎《むか》える。（　　）

2　**裏方**に徹《てっ》する。（　　）

3　大企業《だいきぎょう》の**御曹司**。（　　）

4　**千両**役者《やくしゃ》がそろう。（　　）

5　話《はなし》が**大詰**めを迎《むか》える。（　　）

6　お**家芸**を披露《ひろう》する。（　　）

7　好《す》きな□《に》□《まい》□《め》俳優《はいゆう》。

8　どんでん□《がえ》しにあう。

9　こけら□《お》とし記念《きねん》。

10　事件《じけん》が□《まく》を引《ひ》く。

11　最高《さいこう》の□《み》せ場《ば》となる。

12　□《いた》に付《つ》いた演説《えんぜつ》。

271日の答え▶ 1．しのばずのいけ 2．いんば 3．とうや 4．すわ 5．くっしゃろ 6．しこつ 7．浜 8．口 9．五色 10．中禅 11．野尻 12．摩周

274日

旧国名

——線部の読み方をひらがなで、□は漢字を書きましょう。

1 但馬（兵庫県《ひょうごけん》）

2 信濃（長野県《ながのけん》）

3 播磨（兵庫県《ひょうごけん》）

4 因幡（鳥取県《とっとりけん》）

5 駿河（静岡県《しずおかけん》）

6 周防（山口県《やまぐちけん》）

7 □《か》賀《が》（石川県《いしかわけん》）

8 □《ひ》後《ご》（熊本県《くまもとけん》）

9 □《たん》波《ば》（京都府《きょうとふ》・兵庫県《ひょうごけん》）

10 □《おう》□《み》（滋賀県《しがけん》）

11 □《み》□《の》（岐阜県《ぎふけん》）

12 □《の》□《と》（石川県《いしかわけん》）

3098問達成！

月　日

得点　／12

272日の答え ▶ 1. かいせき 2. そうめん 3. かすづ 4. だしま 5. たつたあ 6. どびんむ 7. 卵 8. 金平 9. 精進 10. 鍋焼 11. 風呂吹 12. 甘露煮

275日

婚礼のスピーチ

——線部の読み方をひらがなで、□は漢字を書きましょう。

3108問 達成！

月　日

得点　／10

1 媒酌の任《にん》を賜《たまわ》る。（　　　　）

2 ご臨席の皆様《みなさま》。（　　　　）

3 ご容赦願《ねが》う。（　　　　）

4 末永いお付《つ》き合《あ》い。（　　　　）

5 ご指導のほど。（　　　　）

6 お時間《じかん》が□《ゆる》す限《かぎ》り。

7 乾杯《かんぱい》の□《おん》□《ど》をとる。

8 行《い》き□《とど》かない点《てん》。

9 明《あか》るい家庭《かてい》を□《きず》く。

10 身《み》の引《ひ》き□《し》まる思《おも》い。

273日の答え ▶ 1.しょうねんば 2.うらかた 3.おんぞうし 4.せんりょう 5.おおづ 6.いえげい 7.二枚目 8.返 9.落 10.幕 11.見 12.板

276日

「○○的」な表現

――線部の読み方をひらがなで、□は漢字を書きましょう。

1 幻想的《てき》な音楽《おんがく》だ。（　　）

2 抜本的《てき》解決《かいけつ》を目指《めざ》す。（　　）

3 能動的《てき》に仕事《しごと》をする。（　　）

4 独創的《てき》なセンスだ。（　　）

5 模範的《てき》な解答《かいとう》。（　　）

6 可及的《てき》速《すみ》やかに動《うご》く。（　　）

7 □《き》□《ろく》的《てき》な暑《あつ》さ。

8 □《きゃっ》□《かん》的《てき》に考《かんが》える。

9 □《き》□《かい》的《てき》な作業《さぎょう》。

10 □《けん》□《せつ》的《てき》な話《はな》し合《あ》い。

11 □《きょう》□《せい》的《てき》に停止《ていし》させる。

12 □《てっ》□《てい》的《てき》に調《しら》べ上《あ》げる。

3120問達成！

月　日

得点　／12

274日の答え ▶ 1.たじま 2.しなの 3.はりま 4.いなば 5.するが 6.すおう 7.加 8.肥 9.丹 10.近江 11.美濃 12.能登

277日

体の部位

——線部の読み方をひらがなで、□は漢字を書きましょう。

3132問 達成！

月　日

得点　／12

1 肝臓（　　）

2 腎臓（　　）

3 横隔膜（　　）

4 骨盤（　　）

5 脊椎（　　）

6 脇腹（　　）

7 □《のう》の働《はたら》きを調《しら》べる。

8 □《き》□《かん》□《し》を診《み》てもらう。

9 □《しん》□《ぞう》の音《おと》を聴《き》く。

10 □《い》薬《ぐすり》を飲《の》む。

11 □《はい》に空《くう》気《き》を吸《す》い込《こ》む。

12 □《ちょう》の働《はたら》きを整《ととの》える。

275日の答え ▶ 1.ばいしゃく 2.りんせき 3.ようしゃ 4.すえなが 5.しどう 6.許 7.音頭 8.届 9.築 10.締

278日

科学に関することば

――線部の読み方をひらがなで、□は漢字を書きましょう。

3144問達成！

月　日

得点　／12

1　隕石

2　地殻変動《へんどう》

3　素粒子

4　可視光線《こうせん》

5　電気《でんき》分解

6　自然《しぜん》淘汰説《せつ》

7　□《い》伝子《でんし》

8　マントル□《たい》流《りゅう》
地球内部《ちきゅうないぶ》で起《お》こる熱《ねつ》たい流《りゅう》。

9　□《げん》素《そ》

10　□《げん》□《し》□《かく》
げんしの中心《ちゅうしん》にある粒子。

11　□《ばん》有引力《ゆういんりょく》

12　□《ふっ》点《てん》
液体《えきたい》が煮《に》えたつときの温度《おんど》。

276日の答え ▶ 1.げんそう 2.ばっぽん 3.のうどう 4.どくそう 5.もはん 6.かきゅう 7.記録 8.客観 9.機械 10.建設 11.強制 12.徹底

279日

神社仏閣

――線部の読み方をひらがなで、□は漢字を書きましょう。

3156問達成！

月　日

得点　／12

1 香取神宮《じんぐう》（千《ち》葉《ば》県《けん》香取市《し》）（　　　）

2 延暦寺《じ》（滋《し》賀《が》県《けん》大津《おおつ》市《し》）（　　　）

3 興福寺《じ》（奈《な》良《ら》県《けん》奈良《なら》市《し》）（　　　）

4 羅漢寺《じ》（大分《おおいた》県《けん》中津《なかつ》市《し》）（　　　）

5 仁和寺《じ》（京《きょう》都《と》市《し》右京《うきょう》区《く》）（　　　）

6 唐招提寺《じ》（奈《な》良《ら》県《けん》奈良《なら》市《し》）（　　　）

7 □《い》□《せ》神宮《じんぐう》（三重《みえ》県《けん》）

8 □《とう》□《だい》寺《じ》（奈《な》良《ら》県《けん》奈良《なら》市《し》）

9 □《めい》□《じ》神宮《じんぐう》（東京《とうきょう》都《と》渋谷《しぶや》区《く》）

10 □《あまの》□《いわ》□《と》神社《じんじゃ》（宮崎《みやざき》県《けん》西臼杵《にしうすき》郡《ぐん》）

11 □《は》□《せ》寺《でら》（神奈川《かながわ》県《けん》鎌倉《かまくら》市《し》）

12 □《きた》□《の》天満宮《てんまんぐう》（京都《きょうと》市《し》上京《かみぎょう》区《く》）

277日の答え ▶ 1．かんぞう 2．じんぞう 3．おうかくまく 4．こつばん 5．せきつい 6．わきばら 7．脳 8．気管支 9．心臓 10．胃 11．肺 12．腸

280日

祝うことば

——線部の読み方をひらがなで、□は漢字を書きましょう。

3168問 達成！

月　日

得点　／12

1 更なるご隆盛《りゅうせい》を。

2 祝杯を挙《あ》げる。

3 益々の発展《はってん》を。

4 王子《おうじ》誕生《たんじょう》を奉祝する。

5 お祝《いわ》いの豪華な食事《しょくじ》。

6 慶賀に堪《た》えません。

7 君《きみ》の前途《ぜんと》に□《さち》あれ。

8 新《あら》たな□《かど》□《で》を祝《いわ》う。

9 祝□《じ》を述《の》べる。

10 お祝《いわ》いに□《はな》□《たば》を贈《おく》る。

11 □《ひ》□《やく》なさいますように。

12 ご□《けん》□《しょう》をお祈《いの》りします。

278日の答え ▶ 1.いんせき 2.ちかく 3.そりゅうし 4.かし 5.ぶんかい 6.とうた 7.遺 8.対 9.元 10.原子核 11.万 12.沸

281日

地形に関することば

――線部の読み方をひらがなで、□は漢字を書きましょう。

3180問達成！

得点 月 日 ／12

1 川《かわ》が蛇行する。（　　）

2 風穴の中《なか》は涼《すず》しい。（　　）

3 対岸《たいがん》まで続《つづ》く砂州。（　　）

4 なだらかな稜線。（　　）

5 永久《えいきゅう》凍土の調査《ちょうさ》。（　　）

6 深《ふか》く長《なが》い鍾乳洞。（　　）

7 □《こう》□《げん》にある牧場《ぼくじょう》。

8 広大《こうだい》な□《へい》□《や》が続《つづ》く。

9 ようやく□《さん》□《ちょう》に着《つ》く。

10 □《しっ》□《ち》に生《は》える植物《しょくぶつ》。

11 □《きゅう》□《りょう》に家《いえ》を建《た》てる。

12 □《いそ》の生《い》き物《もの》を調《しら》べる。

279日の答え▶ 1．かとり 2．えんりゃく 3．こうふく 4．らかん 5．にんな 6．とうしょうだい 7．伊勢 8．東大 9．明治 10．天岩戸 11．長谷 12．北野

282日

掃除

——線部の読み方をひらがなで、□は漢字を書きましょう。

3190問達成！

月　日

得点　／10

1 床《ゆか》を磨く。（　　）

2 すみずみまで掃く。（　　）

3 きれいに拭く。（　　）

4 ほこりを払う。（　　）

5 室内《しつない》を清潔に保《たも》つ。（　　）

6 □《よご》れを落《お》とす。

7 高圧《こうあつ》□□《せんじょう》機《き》を使《つか》う。

8 不要品《ふようひん》を□□《しょぶん》する。

9 ガレージで□□《せんしゃ》する。

10 掃除《そうじ》に□□《じゅうそう》を使《つか》う。

280日の答え▶ 1.さら 2.しゅくはい 3.ますます 4.ほうしゅく 5.ごうか 6.けいが 7.幸 8.門出 9.辞 10.花束 11.飛躍 12.健勝

283日

繁栄・幸運を表す四字熟語

――線部の読み方をひらがなで、□は漢字を書きましょう。

1 一攫千金《せんきん》（　　）

2 泰平無事《ぶじ》（　　）

3 栄耀栄華《が》（　　）

4 福徳円満《えんまん》（　　）
幸運《こううん》や財《ざい》が十分《じゅうぶん》あること。

5 一陽《いちよう》来復（　　）
物事《ものごと》がようやく好転《こうてん》すること。

6 共存《そん》□《きょう》□《えい》

7 □《じゅん》□《ぷう》満帆《まんぱん》

8 悠々《ゆうゆう》□《じ》□《てき》

9 晴耕《せいこう》□《う》□《どく》

10 □《あん》□《のん》無事《ぶじ》

3200問達成！

月　日

得点　／10

281日の答え ▶ 1．だこう 2．ふうけつ（かざあな）3．さす 4．りょうせん 5．とうど 6．しょうにゅうどう 7．高原 8．平野 9．山頂 10．湿地 11．丘陵 12．磯

284日

「食」の言い回し

——線部の読み方をひらがなで、□は漢字を書きましょう。

3212問 達成！

月　日

得点　／12

1　肉汁《にくじゅう》の滴る ステーキ。（　　）

2　果汁《かじゅう》が溢れる。（　　）

3　瑞々しい野《や》菜《さい》。（　　）

4　芳醇なワイン。（　　）

5　喉越しを楽《たの》しむ。（　　）

6　頬が落《お》ちそうな料理《りょうり》。（　　）

7　鼻《はな》に抜《ぬ》ける□《かお》り。

8　□《だん》□《りょく》がある肉《にく》。

9　味《あじ》が□《ぎょう》□《しゅく》する。

10　樽《たる》で□《じゅく》□《せい》する。

11　□《のう》□《こう》な味《あじ》わい。

12　魚《さかな》の□《なま》□《ぐさ》さを消《け》す。

282日の答え ▶ 1.みが 2.は 3.ふ 4.はら 5.せいけつ 6.汚 7.洗浄 8.処分 9.洗車 10.重曹

285日 日本の地名（東北）

――線部の読み方をひらがなで、□は漢字を書きましょう。

3222問達成！

1 **久慈**市《し》（岩手県《いわてけん》）琥珀《こはく》の採掘地《さいくつち》として有名《ゆうめい》。（　　）

2 **男鹿**市《し》（秋田県《あきたけん》）有名《ゆうめい》な半島《はんとう》がある。（　　）

3 **鰺**ケ《が》沢町《さわまち》（青森県《あおもりけん》）世界遺産《せかいいさん》・白神山地《しらかみさんち》の町《まち》。（　　）

4 **奥入瀬**渓流《けいりゅう》（青森県《あおもりけん》）十和田湖《とわだこ》からの美《うつく》しい渓流《けいりゅう》。（　　）

5 **寒河江**市《し》（山形県《やまがたけん》）サクランボが特産品《とくさんひん》。（　　）

6 □《よこ》□《て》市《し》（秋田県《あきたけん》）日本三大《にほんさんだい》やきそばで有名《ゆうめい》。

7 □《おな》□《がわ》町《ちょう》（宮城県《みやぎけん》）漁港《ぎょこう》や養殖《ようしょく》で有名《ゆうめい》。

8 □《つ》□《がる》（青森県《あおもりけん》）青森県西部《あおもりけんせいぶ》を指《さ》す。

9 □《つる》□《おか》市《し》（山形県《やまがたけん》）農業《のうぎょう》や温泉《おんせん》、養蚕《ようさん》が有名《ゆうめい》。

10 □《てん》□《どう》市《し》（山形県《やまがたけん》）将棋《しょうぎ》の駒《こま》が特産品《とくさんひん》。

月　日

得点　／10

283日の答え ▶ 1.いっかく 2.たいへい 3.えいよう 4.ふくとく 5.らいふく 6.共栄 7.順風 8.自適 9.雨読 10.安穏

286日

季語　冬

――線部の読み方をひらがなで、□は漢字を書きましょう。

1　焚き火《び》

2　暖炉

3　豪雪

4　綿入《い》れ

5　聖夜

6　冬《ふゆ》銀河

7　□《かね》凍《こお》る

8　蓮根《れんこん》□《ほ》る

9　冬《ふゆ》□《こ》□《だち》

10　北《きた》□《まど》塞《ふさ》ぐ

11　□《け》□《いと》編《あ》む

12　□《こ》□《はる》□《び》

3234問達成！

月　日

得点　／12

284日の答え▶ 1.したた 2.あふ 3.みずみず 4.ほうじゅん 5.のどご 6.ほお(ほほ) 7.香 8.弾力 9.凝縮 10.熟成 11.濃厚 12.生臭

287日

鳥類の名前

——線部の読み方をひらがなで、□は漢字を書きましょう。

3244問達成！

月　日

得点　／10

1 鶯

2 郭公

3 百舌

4 孔雀

5 啄木鳥

6 □《かり》

7 □《わし》

8 □《にわとり》

9 □《つばめ》

10 □《め》□《じろ》

285日の答え▶ 1.くじ 2.おが 3.あじ 4.おいらせ 5.さがえ 6.横手 7.女川 8.津軽 9.鶴岡 10.天童

288日

景色を表すことば

——線部の読み方をひらがなで、□は漢字を書きましょう。

3254問 達成！

月　日

得点　／10

1　紅に染《そ》まる。（　　　）

2　美《うつく》しい水郷を巡《めぐ》る。（　　　）

3　春《はる》爛漫の季《き》節《せつ》だ。（　　　）

4　風光《ふうこう》明媚な地《ち》。（　　　）

5　朧朧とした月《つき》。（　　　）

6　□《ゆう》□《ば》えに染《そ》まる雲《くも》。

7　□《げん》□《ふう》景《けい》と言《い》える場所《ばしょ》。

8　木《き》々《ぎ》が□《わた》帽子《ぼうし》をかぶる。

9　□《ゆめ》の世界《せかい》のような光景《こうけい》。

10　□《へい》□《たん》な道《みち》が続《つづ》く。

286日の答え ▶ 1.た 2.だんろ 3.ごうせつ 4.わた 5.せいや 6.ぎんが 7.鐘 8.掘 9.木立 10.窓 11.毛糸 12.小春日

289日

状態・程度を表す

——線部の読み方をひらがなで、□は漢字を書きましょう。

3266問達成！

月　日

得点　／12

1 予め用意《ようい》した備品《びひん》。（　　）

2 変化《へんか》が著しい。（　　）

3 遅々として進《すす》まない。（　　）

4 無性に食《た》べたい。（　　）

5 豪華な衣装《いしょう》を着《き》る。（　　）

6 随分遠《とお》くまで来《き》た。（　　）

7 □《かん》□《だい》な態度《たいど》をとる。

8 □《もっぱ》ら寝《ね》てばかりいる。

9 □《いち》□《がん》となって戦《たたか》う。

10 □《かん》□《たん》な料理《りょうり》を作《つく》る。

11 □《ひ》□《るい》ない功績《こうせき》。

12 □《し》□《ごく》当然《とうぜん》のことだ。

287日の答え▶ 1.うぐいす 2.かっこう 3.もず 4.くじゃく 5.きつつき 6.雁 7.鷲 8.鶏 9.燕 10.目白

290日

動物を用いた慣用句

――線部の読み方をひらがなで、□は漢字を書きましょう。

3278問達成！

月　日

得点　／12

1　豚に真珠《しんじゅ》　（　　）

2　烏の行水《ぎょうずい》　（　　）

3　雀の涙《なみだ》　（　　）

4　蝶よ花《はな》よ　（　　）

5　海老で鯛《たい》を釣《つ》る　（　　）

6　天狗になる　（　　）

7　□《すい》□《ぎょ》の交《まじ》わり

8　蜂《はち》の□《す》をつつく

9　□《ふくろ》の鼠《ねずみ》

10　□《さる》も木《き》から落《お》ちる

11　猫《ねこ》に□《こ》□《ばん》

12　□《かん》□《こ》□《どり》が鳴《な》く

288日の答え▶ 1. くれない 2. すいごう（すいきょう） 3. らんまん 4. めいび 5. ろうろう 6. 夕映 7. 原風 8. 綿 9. 夢 10. 平坦

291日

褒める表現

——線部の読み方をひらがなで、□は漢字を書きましょう。

3290問
達成！

月　日

得点　／12

1 憧れの存在《そんざい》。（　　）

2 一芸《いちげい》に秀でている。（　　）

3 国内《こくない》屈指の有力《ゆうりょく》企業《きぎょう》。（　　）

4 素晴らしい演奏《えんそう》だ。（　　）

5 賢いお子《こ》さんだ。（　　）

6 見目麗《うるわ》しい人《ひと》。（　　）

7 胸《むね》を□《う》たれる。

8 女優《じょゆう》の演技《えんぎ》を□《ぜっ》□《さん》する。

9 ここの料理《りょうり》は□《び》□《み》だ。

10 □《りっ》□《ぱ》な建物《たてもの》だ。

11 □《じょう》□《しつ》なサービス。

12 この映画《えいが》は□《さい》□《こう》だ。

289日の答え ▶ 1．あらかじ 2．いちじる 3．ちち 4．むしょう 5．ごうか 6．ずいぶん 7．寛大 8．専 9．一丸 10．簡単 11．比類 12．至極

292日

政治にちなんだことば

——線部の読み方をひらがなで、□は漢字を書きましょう。

1 二世議員《いん》（　　）

2 議会政治《せいじ》（　　）

3 立候補者《しゃ》（　　）

4 地方《ちほう》自治（　　）

5 党首《とうしゅ》討論（　　）

6 日本《にほん》の首相（　　）

7 国民《こくみん》□《しゅ》□《けん》。

8 日本《にほん》の□《りょう》□《ど》。

9 □《よ》党《とう》と野党《やとう》。

10 衆《しゅう》議院《いん》の□《かい》□《さん》。

11 法《ほう》の□《し》□《はい》。

12 法《ほう》の下《もと》の□《びょう》□《どう》。

3302問達成！

月　日

得点　／12

290日の答え ▶ 1. ぶた 2. からす 3. すずめ 4. ちょう 5. えび 6. てんぐ 7. 水魚 8. 巣 9. 袋 10. 猿 11. 小判 12. 閑古鳥

293日

芸能の名前

——線部の読み方をひらがなで、□は漢字を書きましょう。

3314問達成！

月　日

得点　／12

1　歌舞伎

2　大道芸

3　喜劇

4　漫談

5　小唄

6　都々逸

7　□《しょ》道《どう》　毛筆《もうひつ》で文字《もじ》などをかく。

8　□《さ》道《どう》　千《せんの》利休《りきゅう》によって大成《たいせい》された。

9　□《らく》□《ご》　最後《さいご》にオチのつく滑稽話《こっけいばなし》の話《わ》芸。

10　□《きょう》□《げん》　古典芸能《こてんげいのう》のせりふ劇。

11　□《みん》□《よう》　大衆《たいしゅう》の中《なか》で伝承《でんしょう》されてきた歌《うた》。

12　□《か》道《どう》　生《い》け花《ばな》の技法《ぎほう》や作法《さほう》。

291日の答え ▶ 1.あこが 2.ひい 3.くっし 4.すば 5.かしこ 6.みめ 7.打 8.絶賛（讃）9.美味 10.立派 11.上質 12.最高

294日

自然・景色を表す

——線部の読み方をひらがなで、□は漢字を書きましょう。

3326問達成！

月　日

得点　／12

1 一面《いちめん》の雪景色。

2 夜空《よぞら》に輝く星々《ほしぼし》。

3 落《お》ち葉《ば》の並木道。

4 静粛な森林《しんりん》。

5 荘厳な姿《すがた》の月《つき》。

6 川《かわ》の水《みず》が綺麗だ。

7 □《けわ》しい獣道《けものみち》。

8 流《なが》れの□《しず》かな川《かわ》。

9 □《こう》□《だい》な農地《のうち》。

10 □《がん》□《か》に広《ひろ》がる雲海《うんかい》。

11 空《そら》の色《いろ》が□《しん》□《ぴ》的《てき》だ。

12 まるで□《とう》□《げん》□《きょう》のようだ。

292日の答え ▶ 1.にせい 2.ぎかい 3.りっこうほ 4.じち 5.とうろん 6.しゅしょう 7.主権 8.領土 9.与 10.解散 11.支配 12.平等

295日

日本の祝日

——線部の読み方をひらがなで、□は漢字を書きましょう。

3336問達成！

月　日

得点　／10

1　元旦

2　敬老の日《ひ》

3　勤労感謝《かんしゃ》の日《ひ》

4　建国記《き》念《ねん》の日《ひ》

5　秋分の日《ひ》

6　□《うみ》の日《ひ》

7　□《ぶん》□《か》の日《ひ》

8　□《しゅん》□《ぶん》の日《ひ》

9　□《しょう》□《わ》の日《ひ》

10　□《けん》□《ぽう》記《き》念《ねん》日《び》

293日の答え▶ 1. かぶき 2. だいどうげい 3. きげき 4. まんだん 5. こうた 6. どどいつ 7. 書 8. 茶 9. 落語 10. 狂言 11. 民謡 12. 華

296日

日本の地名（中国・四国）

――線部の読み方をひらがなで、□は漢字を書きましょう。

3346問達成！

月　　日

得点　　／10

1 呉市《し》（広島県《ひろしまけん》）旧《きゅう》海軍《かいぐん》の町《まち》。（　　）

2 坂出市《し》（香川県《かがわけん》）瀬戸《せと》大橋《おおはし》が有名《ゆうめい》。（　　）

3 益田市《し》（島根県《しまねけん》）日本最西端《にほんさいせいたん》の豪雪地帯《ごうせつちたい》。（　　）

4 西条市《し》（愛媛県《えひめけん》）カブトガニの生息地《せいそくち》。（　　）

5 砥部町《ちょう》（愛媛県《えひめけん》）焼《や》き物《もの》で有名《ゆうめい》。（　　）

6 □《しも》□《せき》市《し》（山口県《やまぐちけん》）ふぐやあんこうが有名《ゆうめい》。

7 □《つ》□《わ》□《の》町《ちょう》（島根県《しまねけん》）森鷗外《もりおうがい》の出生地《しゅっせいち》。

8 □《さかい》□《みなと》市《し》（鳥取県《とっとりけん》）水木《みずき》しげるの出生地《しゅっせいち》。

9 □《う》□《わ》□《じま》市《し》（愛媛県《えひめけん》）日本百《にほんひゃく》名城《めいじょう》の城《しろ》がある。

10 □《せ》□《と》□《うち》市《し》（岡山県《おかやまけん》）名刀《めいとう》の産《さん》地《ち》として知《し》られる。

294日の答え▶ 1.ゆきげしき 2.かがや 3.なみきみち 4.せいしゅく 5.そ(しょ)うごん 6.きれい 7.険 8.静 9.広大 10.眼下 11.神秘 12.桃源郷

297日

動作や行動

――線部の読み方をひらがなで、□は漢字を書きましょう。

1 購入《こうにゅう》を勧める。（　　）

2 ボールを蹴る。（　　）

3 鉛筆《えんぴつ》を削る。（　　）

4 睡眠をとる。（　　）

5 任務《にんむ》を遂行する。（　　）

6 野菜《やさい》を栽培する。（　　）

7 絵《え》を□《えが》く。

8 スイッチを□《お》す。

9 □《きょ》□《しゅ》して意見《いけん》を言《い》う。

10 小包《こづつみ》を□《ゆう》□《そう》する。

11 通話《つうわ》が□《せつ》□《だん》される。

12 □《けい》□《やく》を交《か》わす。

3358問 達成！

月　日

得点　／12

295日の答え　1.がんたん 2.けいろう 3.きんろう 4.けんこく 5.しゅうぶん 6.海 7.文化 8.春分 9.昭和 10.憲法

298日

おせち料理

――線部の読み方をひらがなで、□は漢字を書きましょう。

3368問達成！

月　日

得点　／10

1 数の子《こ》

2 叩きごぼう

3 筑前煮《に》

4 伊達巻《まき》

5 蒲鉾

6 □《くり》きんとん

7 □《た》□《づく》り

いわしの幼魚《ようぎょ》を炒《い》り、砂糖《さとう》や醤油《しょうゆ》で煮《に》つめたもの。

8 □《くろ》□《まめ》

9 お□《ぞう》煮《に》

10 □《こ》□《ぶ》巻《まき》

296日の答え ▶ 1. くれ 2. さかいで 3. ますだ 4. さいじょう 5. とべ 6. 下関 7. 津和野 8. 境港 9. 宇和島 10. 瀬戸内

偉そうな態度を表すことば

——線部の読み方をひらがなで、□は漢字を書きましょう。

1 偉ぶる
（　　　）

2 笠に着《き》る。
（　　　）

3 高慢
（　　　）

4 横柄
（　　　）

5 威張る
（　　　）

6 独裁的《てき》
（　　　）

7 □《はな》にかける。

8 □《つ》け上《あ》がる

9 おおきな□《かお》をする。

10 □《み》□《くだ》す

11 □《そん》□《だい》な態度《たいど》。

12 □《たか》□《び》□《しゃ》に出《で》る。

3380問達成！

月　日

得点
／12

297日の答え ▶ 1.すす 2.け 3.けず 4.すいみん 5.すいこう 6.さいばい 7.描 8.押 9.挙手 10.郵送 11.切断 12.契約

300日

雨を表すことば

——線部の読み方をひらがなで、□は漢字を書きましょう。

3390問 達成！

月　日

得点　／10

1 涙雨（　　）

2 俄雨（　　）

3 五月雨（　　）

4 霧雨（　　）

5 小糠雨（　　）

6 □《なが》雨

7 □《てん》□《き》雨

8 □《めぐ》みの雨

9 □《ぼう》□《ふう》雨《う》

10 □《から》□《つ》□《ゆ》

298日の答え ▶ 1.かず 2.たた 3.ちくぜん 4.だて 5.かまぼこ 6.栗 7.田作 8.黒豆 9.雑 10.昆布

301日

懐かしの道具

――線部の読み方をひらがなで書きましょう。

1 豆炭こたつ

2 乳母車

3 七厘

4 火鉢

5 提灯

6 算盤

7 機織り機《き》

8 草鞋

9 一升ます

10 柳行李

11 卓袱台

12 蓄音機

3402問達成！

月　日

得点　／12

299日の答え
1.えら 2.かさ 3.こうまん 4.おうへい 5.いば 6.どくさい
7.鼻 8.付 9.顔 10.見下 11.尊大 12.高飛車

302日

季節にちなむ言い回し（冬）

——線部の読み方をひらがなで、□は漢字を書きましょう。

3414問 達成！

月　日

得点 ／12

1 霜が降《お》りる。

2 粉雪《こなゆき》が舞う。

3 暖房器《き》具《ぐ》を出《だ》す。

4 バケツの水《みず》が凍る。

5 ブーツを履く。

6 コートを羽織る。

7 □《いき》が白《しろ》くなる。

8 寒《さむ》さが□《きび》しくなる。

9 鍋料理《なべりょうり》で□《あたた》まる。

10 美《うつく》しい雪《ゆき》の□□《けっしょう》。

11 □□《ぼうねん》会《かい》に参加《さんか》する。

12 □□□《せいでんき》が起《お》きやすい。

300日の答え ▶ 1.なみだあめ 2.にわかあめ 3.さみだれ 4.きりさめ 5.こぬかあめ 6.長 7.天気 8.恵 9.暴風 10.空梅雨

303日

物を用いた慣用句

——線部の読み方をひらがなで、□は漢字を書きましょう。

3426問達成！

月　日

得点　／12

1 枠にはまる（　　）

2 箸が進《すす》む（　　）

3 罠にかかる（　　）

4 冠を曲《ま》げる（　　）

5 眼鏡にかなう（　　）

6 拍車を掛《か》ける（　　）

7 □《かぶ》が上《あ》がる

8 毒《どく》を食《く》らわば□《さら》まで

9 頼《たの》みの□《つな》

10 □《かん》□《ばん》に傷《きず》がつく

11 □《さい》□《ふ》の紐《ひも》が固《かた》い

12 □《たい》□《こ》□《ばん》を押《お》す

301日の答え▶ 1.まめたん 2.うばぐるま 3.しちりん 4.ひばち 5.ちょうちん 6.そろばん 7.はたお 8.わらじ 9.いっしょう 10.やなぎごうり 11.ちゃぶだい 12.ちくおんき

304日

伝統の遊び

――線部の読み方をひらがなで、□は漢字を書きましょう。

3438問 達成！

月　日

得点　／12

1 凧あげ

2 双六

3 笹舟

4 羽根つき

5 鞠つき

6 陣取《と》り

7 □《わ》投《な》げ

8 □《はな》□《ふだ》

9 □《お》り紙《がみ》

10 □《うま》とび

11 □《くつ》とばし

12 □《かん》蹴《け》り

302日の答え ▶ 1.しも 2.ま 3.だんぼう 4.こお 5.は 6.はお 7.息 8.厳 9.温（暖）10.結晶 11.忘年 12.静電気

305日

人の性格・人柄

――線部の読み方をひらがなで、□は漢字を書きましょう。

3450問 達成！

月　日

得点　／12

1 純朴な少女《しょうじょ》。（　　）

2 貪欲な若者《わかもの》。（　　）

3 朴訥とした性格《せいかく》。（　　）

4 怠惰な暮《く》らし。（　　）

5 厳格な父《ちち》。（　　）

6 聡明な母《はは》。（　　）

7 古風《こふう》で□《おく》ゆかしい。

8 □《き》□《むずか》しい学者《がくしゃ》。

9 □《がん》□《こ》で意志《いし》が強《つよ》い。

10 □《せっ》□《きょく》的《てき》に行動《こうどう》する。

11 □《あい》□《そ》がよい。

12 □《ひと》□《なつ》っこい子《こ》ども。

303日の答え▶ 1.わく 2.はし 3.わな 4.かんむり 5.めがね 6.はくしゃ 7.株 8.皿 9.綱 10.看板 11.財布 12.太鼓判

306日

「普通」を表す言葉

——線部の読み方をひらがなで、□は漢字を書きましょう。

3462問達成！

月　日

得点　／12

1　平凡な感想《かんそう》。（　　）

2　なんの変哲もない。（　　）

3　通例に従《したが》う。（　　）

4　庶民的《てき》な味《あじ》の店《みせ》。（　　）

5　凡庸なタイプだ。（　　）

6　有《あ》り触れた話題《わだい》。（　　）

7　料理《りょうり》は□《ひと》□《な》みにできる。

8　□《ふ》□《だん》どおりに振《ふ》る舞《ま》う。

9　お□《やく》□《そく》の展開《てんかい》だ。

10　□《てい》□《ばん》の商品《しょうひん》。

11　□《し》□《ぜん》な態度《たいど》を取《と》る。

12　□《か》もなく□《ふ》□《か》もなし。

304日の答え▶ 1.たこ 2.すごろく 3.ささぶね 4.はね 5.まり 6.じん 7.輪 8.花札 9.折 10.馬 11.靴 12.缶

307日

街にある看板や表示

——線部の読み方をひらがなで、□は漢字を書きましょう。

3474問 達成！

月　日

得点　／12

1 危《き》険《けん》物《ぶつ》積載

2 駐車禁止《し》

3 転回禁止《し》

4 火《か》気《き》厳禁

5 待避所《じょ》

6 登坂車《しゃ》線《せん》

7 歩《ほ》行《こう》者《しゃ》□《せん》□《よう》道《どう》路《ろ》

8 高《たか》さ□《せい》□《げん》

9 □《いん》□《しょく》禁止《し》

10 □《あし》□《もと》注《ちゅう》意《い》

11 安《あん》全《ぜん》□《ち》□《たい》

12 □《こう》□《さ》□《てん》あり

305日の答え ▶ 1. じゅんぼく 2. どんよく 3. ぼくとつ 4. たいだ 5. げんかく 6. そうめい 7. 奥 8. 気難 9. 頑固 10. 積極 11. 愛想 12. 人懐

308日

日本の地名（関西）

——線部の読み方をひらがなで、□は漢字を書きましょう。

3484問達成！

月　日

得点　／10

1　祇園（京都市《きょうとし》東山区《ひがしやまく》）
京都《きょうと》を代表《だいひょう》する繁華街《はんかがい》。
（　　）

2　尼崎市《し》（兵庫県《ひょうごけん》）
人口密度《じんこうみつど》の高《たか》さは日本有数《にほんゆうすう》。
（　　）

3　加古川市《し》（兵庫県《ひょうごけん》）
神戸市《こうべし》や姫路市《ひめじし》のベッドタウン。
（　　）

4　尾鷲市《し》（三重県《みえけん》）
熊野古道《くまのこどう》・伊勢路《いせじ》がある。
（　　）

5　道頓堀（大阪市中央区《おおさかしちゅうおうく》）
大阪《おおさか》を代表《だいひょう》する繁華街《はんかがい》。
（　　）

6　□《やま》□《しな》区《く》（京都市《きょうとし》）
京都《きょうと》の東《ひがし》の玄関口《げんかんぐち》。東海道《とうかいどう》が通《とお》る。

7　□《てん》□《り》市《し》（奈良県《ならけん》）
宗教都市《しゅうきょうとし》として有名《ゆうめい》。

8　□《しん》□《ぐう》市《し》（和歌山県《わかやまけん》）
雨《あめ》が多《おお》い「台風銀座《たいふうぎんざ》」。

9　□《まつ》□《さか》市《し》（三重県《みえけん》）
有名《ゆうめい》な和牛《わぎゅう》が特産品《とくさんひん》。

10　□《あか》□《し》市《し》（兵庫県《ひょうごけん》）
『源氏物語《げんじものがたり》』の舞台《ぶたい》でも有名《ゆうめい》。

306日の答え ▶ 1.へいぼん 2.へんてつ 3.つうれい 4.しょみん 5.ぼんよう 6.ふ 7.人並 8.普段 9.約束 10.定番 11.自然 12.可・不可

309日

手紙で用いることばや言い回し

——線部の読み方をひらがなで、□は漢字を書きましょう。

3494問達成！

月　日

得点　／10

1　ご清栄のこと。（　　）

2　お慶び申《もう》し上《あ》げる。（　　）

3　寒《さむ》さ厳《きび》しき折。（　　）

4　ご多忙のところ。（　　）

5　ご活躍のこと。（　　）

6　□《ぜん》□《りゃく》を冒頭《ぼうとう》に書《か》く。

7　□《そう》□《そう》を結《むす》びとする。

8　ご□《ぶ》□《さ》□《た》しております。

9　お風邪《かぜ》を□《め》す。

10　ご□《じ》□《あい》ください。

307日の答え▶ 1．せきさい 2．ちゅうしゃ 3．てんかい 4．げんきん 5．たいひ 6．とう（と）はん 7．専用 8．制限 9．飲食 10．足元 11．地帯 12．交差点

310日

いろいろな文学

――線部の読み方をひらがなで、□は漢字を書きましょう。

1. 漢詩（　　　）中国《ちゅうごく》で生《う》まれた。

2. 俳句（　　　）五《ご》・七《しち》・五《ご》の十七音《じゅうななおん》でできている。

3. 川柳（　　　）十七音《じゅうななおん》から成《な》り、滑稽《こっけい》や風刺《ふうし》を伴《ともな》う。

4. 俳諧（　　　）俳人《はいじん》による俳文学《はいぶんがく》の総称《そうしょう》。

5. 戯曲（　　　）演劇《えんげき》の脚本《きゃくほん》。

6. 叙事詩（　　　）古代《こだい》ギリシアで多《おお》く作《つく》られた。

7. □《き》□《こう》文《ぶん》　旅《たび》などについて書《か》かれた文章《ぶんしょう》。

8. □《たん》□《か》　五《ご》・七《しち》・五《ご》・七《しち》・七《しち》の三十一音《さんじゅういちおん》でできている。

9. □《しょう》□《せつ》　登場人物《とうじょうじんぶつ》の暮《く》らしや人生《じんせい》を描《えが》く。

10. □《ずい》□《ひつ》　経験《けいけん》や感想《かんそう》を書《か》き連《つら》ねた文章《ぶんしょう》。

11. □《でん》□《き》　人物《じんぶつ》の生《お》い立《た》ちなどを書《か》いた文章《ぶんしょう》。

12. □《ひょう》□《ろん》　ある事柄《ことがら》や現象《げんしょう》について考察《こうさつ》した文章《ぶんしょう》。

3506問達成！

月　日

得点　／12

308日の答え ▶ 1. ぎおん　2. あまがさき　3. かこがわ　4. おわせ　5. どうとんぼり　6. 山科　7. 天理　8. 新宮　9. 松阪　10. 明石

311日

飲み物・お酒

——線部の読み方をひらがなで、□は漢字を書きましょう。

3518問達成！

月　日

得点　／12

1　焙じ茶《ちゃ》

2　濁り酒《ざけ》

3　鰭酒《ざけ》

4　白湯
沸《わ》かしただけの水《みず》。

5　お神酒

6　紹興酒

7　□《むぎ》茶《ちゃ》

8　□《ぎょく》□《ろ》

9　□《あわ》□《もり》

10　□《げん》□《まい》茶《ちゃ》

11　□《たん》□《さん》□《すい》

12　□《にゅう》□《さん》□《きん》飲料《いんりょう》

309日の答え▶ 1．せいえい 2．よろこ 3．おり 4．たぼう 5．かつやく 6．前略 7．草々（草）8．無沙汰 9．召 10．自愛

312日

類義語

□に漢字を書き、類義語を完成させましょう。

1 決《けっ》心《しん》＝□《かく》□《ご》

2 収《しゅう》入《にゅう》＝□《しょ》□《とく》

3 我《が》慢《まん》＝□《にん》□《たい》

4 思《し》慮《りょ》＝□《ふん》□《べつ》

5 用《よう》意《い》＝□《じゅん》□《び》

6 前《ぜん》途《と》＝□《しょう》□《らい》

7 手《て》紙《がみ》＝□《しょ》□《かん》

8 発《はっ》達《たつ》＝□《しん》□《ぽ》

9 生《せい》産《さん》＝□《せい》□《ぞう》

10 欠《けっ》点《てん》＝□《たん》□《しょ》

11 賛《さん》成《せい》＝□《どう》□《い》

12 手《しゅ》段《だん》＝□《ほう》□《ほう》

3530問達成！

月　日

得点　／12

310日の答え ▶ 1.かんし 2.はいく 3.せんりゅう 4.はいかい 5.ぎきょく 6.じょじし 7.紀行 8.短歌 9.小説 10.随筆 11.伝記 12.評論

313日

同音異義語

□に漢字を書きましょう。

1 過去《かこ》の出来事《できごと》を□《かい》□《そう》する。

2 店内《てんない》を修理《しゅうり》・□《かい》□《そう》する。

3 窓《まど》を開《あ》けて□《かん》□《き》する。

4 勝利《しょうり》に□《かん》□《き》の声《こえ》を上《あ》げる。

5 注意《ちゅうい》□《かん》□《き》の徹底《てってい》。

6 美容《びよう》に□《こう》□《か》がある食材《しょくざい》。

7 □《こう》□《か》な鞄《かばん》を買《か》う。

8 札《さつ》と□《こう》□《か》で支払《しはら》う。

9 気温《きおん》が□《こう》□《か》する。

10 態度《たいど》を□《こう》□《か》させる。

3540問達成！

月　日

得点　／10

311日の答え ▶ 1.ほう 2.にご 3.ひれ 4.さゆ 5.みき 6.しょうこうしゅ 7.麦 8.玉露 9.泡盛 10.玄米 11.炭酸水 12.乳酸菌

314日

書き間違えやすい漢字

□に漢字を書きましょう。

1 □《あたた》かな春《はる》の日差《ひざ》し。

2 自分自身《じぶんじしん》を□《かえり》みる。

3 健康維持《けんこういじ》に□《つと》める。

4 水《みず》を□《こお》らせる。

5 正《ただ》しい□□《そち》をとる。

6 内科《ないか》が□□《せんもん》の医師《いし》。

7 友人《ゆうじん》の□□《ゆくえ》を尋《たず》ねる。

8 好景気《こうけいき》の□□《おんけい》に与《あずか》る。

9 作戦《さくせん》の指揮《しき》を□《と》る。

10 土地《とち》の□□《せんゆう》権《けん》。

11 ごみを□□《てっきょ》する。

12 贅沢《ぜいたく》□□《ざんまい》の生活《せいかつ》。

3552問達成！

月　日

得点　／12

312日の答え ▶ 1.覚悟 2.所得 3.忍耐 4.分別 5.準備 6.将来 7.書簡 8.進歩 9.製造 10.短所 11.同意 12.方法

315日

仕事に関わる表現

――線部の読み方をひらがなで、□は漢字を書きましょう。

1 業《ぎょう》務《む》を委託する。（　　）

2 ビルの清掃。（　　）

3 建《たて》物《もの》の解体。（　　）

4 歯《は》の治療。（　　）

5 荷《に》物《もつ》の運搬。（　　）

6 犬《いぬ》の繁殖。（　　）

7 機《き》器《き》を□《そう》□《さ》する。

8 材《ざい》料《りょう》を□《はっ》□《ちゅう》する。

9 明《あか》るく□《せっ》□《きゃく》する。

10 備《び》品《ひん》を□《こう》□《にゅう》する。

11 患《かん》者《じゃ》を□《しん》□《さつ》する。

12 売《ばい》買《ばい》を□《ちゅう》□《かい》する。

3564問達成！

月　日

得点　／12

313日の答え ▶ 1.回想 2.改装 3.換気 4.歓喜 5.喚起 6.効果 7.高価 8.硬貨 9.降下 10.硬化

316日

偉そうな態度を表すことば

——線部の読み方をひらがなで、□は漢字を書きましょう。

3574問達成！

月　日

得点　／10

1 不遜（　　）

2 傲慢（　　）

3 無理強い（　　）

4 不躾（　　）

5 居丈高（　　）

6 ふんぞり□《かえ》る

7 □《はば》をきかせる

8 □《こう》□《あつ》的《てき》

9 □《ぞう》□《ちょう》する

10 肩《かた》を□《いか》らせる

314日の答え▶ 1.暖 2.省 3.努 4.凍 5.措置 6.専門 7.行方 8.恩恵 9.執 10.占有 11.撤去 12.三昧

317日

自然・景色を表す

——線部の読み方をひらがなで、□は漢字を書きましょう。

3586問 達成！

月　日

得点　／12

1 こんこんと湧く泉《いずみ》。（　　）

2 急《きゅう》勾配の登山道《とざんどう》。（　　）

3 殺伐とした街《まち》並《な》み。（　　）

4 郷愁を誘《さそ》う夕《ゆう》日《ひ》。（　　）

5 壮麗な寺《じ》院《いん》。（　　）

6 眩い光《ひかり》が差《さ》す。（　　）

7 □《し》きつめられた石畳《いしだたみ》。

8 □《こう》□《りょう》とした砂漠《さばく》。

9 □《ゆう》□《だい》な山《やま》の景色《けしき》。

10 □《かん》□《せい》な住宅地《じゅうたくち》。

11 □《ふ》□《ぜい》を感《かん》じる庭園《ていえん》。

12 □《さっ》□《ぷう》□《けい》なビル街《がい》。

315日の答え▶ 1. いたく 2. せいそう 3. かいたい 4. ちりょう 5. うんぱん 6. はんしょく 7. 操作 8. 発注 9. 接客 10. 購入 11. 診察 12. 仲介

318日

ニュース・新聞用語

——線部の読み方をひらがなで、□は漢字を書きましょう。

3598問 達成！

月　日

得点　／12

1 事件《じけん》の背景。（　　）

2 影響《えいきょう》が懸念される。（　　）

3 首脳会談《かいだん》が行《おこな》われる。（　　）

4 会場《かいじょう》が騒然となる。（　　）

5 犯人《はんにん》が逮捕される。（　　）

6 一躍時《とき》の人《ひと》となる。（　　）

7 選挙《せんきょ》の開票《かいひょう》□□《そくほう》。

8 今週《こんしゅう》の□□《かぶしき》市場《しじょう》。

9 大会《たいかい》が□□《かいまく》した。

10 警察《けいさつ》が□□《そうさ》を開始《かいし》する。

11 □□《しょうひ》者問題《しゃもんだい》を論《ろん》じる。

12 内閣《ないかく》□□□《しじりつ》の推移《すいい》。

316日の答え ▶ 1.ふそん 2.ごうまん 3.むりじ 4ぶしつけ 5.いたけだか 6.返 7.幅 8.高圧 9.増長 10.怒

319日

季語　冬

——線部の読み方をひらがなで、□は漢字を書きましょう。

3610問 達成！

月　日

得点　／12

1 凩

2 炭俵

3 神楽

4 熱燗

5 塩鮭

6 樹氷

7 年《とし》の□《せ》

8 □《えり》□《ま》き

9 □《くま》□《で》

10 □《やま》□《ねむ》る

11 □《ご》□《よう》納《おさ》め

12 □《じょ》□《や》の鐘《かね》

317日の答え▶ 1.わ 2.こうばい 3.さつばつ 4.きょうしゅう 5.そうれい 6.まばゆ 7.敷 8.荒涼 9.雄大 10.閑静 11.風情 12.殺風景

320日

家庭・家族を表す四字熟語

――線部の読み方をひらがなで、□は漢字を書きましょう。

3620問 達成！

月　日

得点　／10

1 白雲孤《こ》飛《ひ》
旅《たび》の途中《とちゅう》で親《おや》を思《おも》い出《だ》すこと。
（　　　）

2 亭主関白《かんぱく》
（　　　）

3 合《あい》縁奇縁
気《き》が合《あ》うかどうかは縁による。
（　　　）

4 夫《ふ》唱《しょう》婦随
（　　　）

5 慈母敗子《はいし》
教育《きょういく》には厳《きび》しさも必要《ひつよう》。
（　　　）

6 子々《しし》□《そん》□《そん》

7 乳母《おんば》□《ひ》□《がさ》

8 偕老《かいろう》□《どう》□《けつ》
ふうふ仲《なか》がよいこと。

9 相互《そうご》□《ふ》□《じょ》

10 四鳥《しちょう》□《べつ》□《り》
親子《おやこ》の悲《かな》しい別《わか》れ。

318日の答え▶ 1. はいけい 2. けねん 3. しゅのう 4. そうぜん 5. たいほ 6. いちやく 7. 速報 8. 株式 9. 開幕 10. 捜査 11. 消費 12. 支持率

321日

著名な政治家

——線部の読み方をひらがなで、□は漢字を書きましょう。

3632問 達成！

月　日

得点　／12

1　松平 春嶽《しゅんがく》（　　　）幕末《ばくまつ》の四賢侯《しけんこう》の一人《ひとり》。

2　大久保《おおくぼ》利通（　　　）明治維新《めいじいしん》の中心《ちゅうしん》人物《じんぶつ》の一人《ひとり》。

3　木戸《きど》孝允（　　　）維新志士《いしんしし》時代《じだい》は「桂小五郎《かつらこごろう》」。

4　大隈《おおくま》重信（　　　）早稲田大学《わせだだいがく》の創立者《そうりつしゃ》。

5　岸《きし》信介（　　　）安保条約《あんぽじょうやく》を改定《かいてい》。

6　小渕《おぶち》恵三（　　　）「平成《へいせい》」を発表《はっぴょう》。

7　板垣《いたがき》□《たい》□《すけ》　自由民権運動《じゆうみんけんうんどう》を指導《しどう》。

8　伊藤《いとう》□《ひろ》□《ぶみ》　初代内閣総理大臣《しょだいないかくそうりだいじん》。

9　吉田《よしだ》□《しげる》　「バカヤロー解散《かいさん》」で知《し》られる。

10　佐藤《さとう》□《えい》□《さく》　ノーベル平和賞受賞《へいわしょうじゅしょう》。

11　田中《たなか》□《かく》□《えい》　日本列島改造論《にほんれっとうかいぞうろん》。

12　竹下《たけした》□《のぼる》　消費税《しょうひぜい》を導入《どうにゅう》。

319日の答え▶ 1.こがらし 2.すみだわら 3.かぐら 4.あつかん 5.しおざけ(じゃけ) 6.じゅひょう 7.瀬 8.襟巻 9.熊手 10.山眠 11.御用 12.除夜

322日

自然を用いた慣用句

――線部の読み方をひらがなで、□は漢字を書きましょう。

3644問達成！

月　日

得点　／12

1 星を稼《かせ》ぐ
点数《てんすう》や成績《せいせき》を上《あ》げる。

2 雷を落《お》とす

3 泥をかぶる

4 峠を越《こ》す

5 対岸の火《か》事《じ》

6 氷山の一角《いっかく》

（　　）

7 □《やま》を張《は》る

8 話《はなし》に□《はな》が咲《さ》く

9 木《き》を見《み》て□《もり》を見《み》ず

10 □《ちゅう》に浮《う》く

11 立《た》つ□《せ》がない

12 □《ね》も□《は》もない

320日の答え ▶ 1．はくうん 2．ていしゅ 3．きえん 4．ふずい 5．じぼ 6．孫々 7．日傘 8．同穴 9．扶助 10．別離

323日

日本の地名（関東）

――線部の読み方をひらがなで、□は漢字を書きましょう。

1　行田市《し》（埼玉県《さいたまけん》）
足袋《たび》の町《まち》。
（　　　）

2　秩父市《し》（埼玉県《さいたまけん》）
十二月《じゅうにがつ》の夜祭《よまつり》は無形文化遺産《むけいぶんかいさん》。
（　　　）

3　嬬恋村《むら》（群馬県《ぐんまけん》）
日本一《にほんいち》の高原《こうげん》キャベツの産地《さんち》。
（　　　）

4　潮来市《し》（茨城県《いばらきけん》）
水郷《すいごう》で有名《ゆうめい》な町《まち》。
（　　　）

5　真岡市《し》（栃木県《とちぎけん》）
イチゴ・SL・木綿《もめん》の町《まち》。
（　　　）

6　□《しも》□《つま》市《し》（茨城県《いばらきけん》）
ここを舞台《ぶたい》にした小説《しょうせつ》や映画《えいが》で有名《ゆうめい》。

7　□《いる》□《ま》市《し》（埼玉県《さいたまけん》）
狭山茶《さやまちゃ》の産地《さんち》で有名《ゆうめい》。

8　□《ちょう》□《し》市《し》（千葉県《ちばけん》）
犬吠埼灯台《いぬぼうさきとうだい》が有名《ゆうめい》。

9　□《たて》□《ばやし》市《し》（群馬県《ぐんまけん》）
「文福茶釜《ぶんぶくちゃがま》」の寺《てら》で有名《ゆうめい》。

10　□《あつ》□《ぎ》市《し》（神奈川県《かながわけん》）
自衛隊《じえいたい》の航空基地《こうくうきち》がある。

3654問達成！

月　日

得点　／10

321日の答え▶ 1.まつだいら 2.としみち 3.たかよし 4.しげのぶ 5.のぶすけ 6.けいぞう 7.退助 8.博文 9.茂 10.栄作 11.角栄 12.登

324日

日本の文化　歌舞伎にまつわることば

――線部の読み方をひらがなで、□は漢字を書きましょう。

3666問達成！

月　日

得点　／12

1 事《じ》件《けん》を注進する。（　　）

2 茶番にあきれる。（　　）

3 修羅場を収《おさ》める。（　　）

4 演《えん》歌《か》は十八番だ。（　　）

5 極め付《つ》きの絵画《かいが》。（　　）

6 泥仕合に発展《はってん》する。（　　）

7 □《おとこ》□《まえ》に成長《せいちょう》する。

8 □《な》り物《もの》入《い》りでデビューする。

9 □《いっ》□《せ》一代《いちだい》の大勝負《おおしょうぶ》。

10 □《いち》□《まい》看板《かんばん》の役者《やくしゃ》。

11 上司《じょうし》の□《さ》し金《がね》で動《うご》く。

12 チームの□《はな》□《がた》選手《せんしゅ》。

322日の答え ▶ 1.ほし 2.かみなり 3.どろ 4.とうげ 5.たいがん 6.ひょうざん 7.山 8.花 9.森 10.宙 11.瀬 12.根・葉

325日

目標・挑戦・結果を表す四字熟語

――線部の読み方をひらがなで、□は漢字を書きましょう。

3678問達成！

月　日

得点　／12

1　粉骨砕《さい》身《しん》（　　　）

2　刻苦勉《べん》励《れい》（　　　）

3　面《めん》目《もく》躍如（　　　）

4　獅《し》子《し》奮迅（　　　）

5　臥《が》薪《しん》嘗胆（　　　）

6　不惜身《しん》命《みょう》（　　　）

7　七《しち》転《てん》□《はっ》□《き》

8　完《かん》全《ぜん》□《ねん》□《しょう》

9　□《きゅう》死《し》□《いっ》生《しょう》

10　□《ひゃく》□《せん》錬《れん》磨《ま》

11　全《ぜん》力《りょく》□《とう》□《きゅう》

12　□《しょ》□《し》貫《かん》徹《てつ》

323日の答え ▶ 1．ぎょうだ 2．ちちぶ 3．つまごい 4．いたこ 5．もおか 6．下妻 7．入間 8．銚子 9．館林 10．厚木

326日

家電製品

——線部の読み方をひらがなで、□は漢字を書きましょう。

3690問 達成！

月　日

得点　／12

1 炊飯器《き》

2 加湿器《き》

3 乾燥機《き》

4 扇風機《き》

5 空《くう》気《き》清浄機《き》

6 液晶テレビ

7 □《でん》□《し》レンジで温《あたた》める。

8 □《たい》□《し》□《ぼう》計《けい》を買《か》う。

9 □《でん》□《わ》機《き》を設置《せっち》する。

10 □《れい》□《ぞう》庫《こ》で保存《ほぞん》する。

11 □《そう》□《じ》機《き》をかける。

12 □《せん》□《たく》機《き》を回《まわ》す。

324日の答え ▶ 1．ちゅうしん 2．ちゃばん 3．しゅらば 4．じゅうはちばん（おはこ） 5．きわ 6．どろじあい 7．男前 8．鳴 9．一世 10．一枚 11．差 12．花形

327日

ものの形や様子を表すことば

――線部の読み方をひらがなで、□は漢字を書きましょう。

3702問 達成！

月　日

得点　／12

1 湾曲した橋《はし》。（　　）

2 鋭利なナイフ。（　　）

3 菱形の皿《さら》。（　　）

4 環状に並《なら》んだ石《いし》。（　　）

5 硬い表情《ひょうじょう》。（　　）

6 楕円形《けい》のテーブル。（　　）

7 紙《かみ》を□《つつ》形に丸《まる》める。

8 □《うず》を巻《ま》いたような形《かたち》。

9 □《うす》□《がた》のテレビ。

10 □《おく》□《ゆ》きのある棚《たな》。

11 □《おお》□《つぶ》の真珠《しんじゅ》。

12 表面《ひょうめん》に□《おう》□《とつ》がある。

325日の答え ▶ 1.ふんこつ 2.こっく 3.やくじょ 4.ふんじん 5.しょうたん 6.ふしゃく 7.八起 8.燃焼 9.九・一 10.百戦 11.投球 12.初志

328日

日本文学・名作のタイトル

――線部の読み方をひらがなで書きましょう。

1 春《はる》と修羅（宮沢賢治《みやざわけんじ》）

2 冬《ふゆ》の蠅（梶井基次郎《かじいもとじろう》）

3 蟹工船（小林多喜二《こばやしたきじ》）

4 細雪（谷崎潤一郎《たにざきじゅんいちろう》）

5 風立ちぬ（堀辰雄《ほりたつお》）

6 雪国（川端康成《かわばたやすなり》）

7 山月記（中島敦《なかじまあつし》）

8 斜陽（太宰治《だざいおさむ》）

9 山椒魚（井伏鱒二《いぶせますじ》）

10 潮騒（三島由紀夫《みしまゆきお》）

11 氷壁（井上靖《いのうえやすし》）

12 沈黙（遠藤周作《えんどうしゅうさく》）

3714問達成！

月　日

得点　／12

326日の答え ▶ 1.すいはん 2.かしつ 3.かんそう 4.せんぷう 5.せいじょう 6.えきしょう 7.電子 8.体脂肪 9.電話 10.冷蔵 11.掃除 12.洗濯

329日

動作や行動

——線部の読み方をひらがなで、□は漢字を書きましょう。

3726問達成！

月　日

得点　／12

1 手《て》を繋ぐ。（　　　）

2 手《て》すりを摑む。（　　　）

3 過《か》去《こ》を顧みる。（　　　）

4 場《ば》を取《と》り繕う。（　　　）

5 心身《しんしん》を鍛練する。（　　　）

6 署名《しょめい》捺印する。（　　　）

7 番組《ばんぐみ》を□《ろく》□《が》する。

8 荷物《にもつ》を□《はん》□《しゅつ》する。

9 状況《じょうきょう》を□《こう》□《りょ》する。

10 情報《じょうほう》を□《けん》□《さく》する。

11 部《ぶ》下《か》を□《し》□《どう》する。

12 商品《しょうひん》を□《こん》□《ぽう》する。

327日の答え▶ 1．わんきょく 2．えいり 3．ひしがた 4．かんじょう 5．かた 6．だえん 7．筒 8．渦 9．薄型 10．奥行 11．大粒 12．凹凸

330日

景色を表すことば

――線部の読み方をひらがなで、□は漢字を書きましょう。

3736問達成！

月　日

得点　／10

1　視界《しかい》を遮る物《もの》がない。

2　海岸《かいがん》に広《ひろ》がる段丘。

3　裾野に町《まち》が広《ひろ》がる。

4　常闇の洞窟《どうくつ》。

5　花筏で有名《ゆうめい》な河原《かわら》。

6　山《やま》の□《しゃ》□《めん》の花畑《ばたけ》。

7　窓《まど》の外《そと》は□《ぎん》□《せ》□《かい》。

8　□《つき》□《かげ》が湖《みずうみ》に映《うつ》る。

9　□《ち》□《ぎ》れ雲《ぐも》がたなびく。

10　満天《まんてん》に星《ほし》が□《またた》く。

328日の答え　1. しゅら 2. はえ 3. かにこうせん 4. ささめゆき 5. かぜた 6. ゆきぐに 7. さんげつき 8. しゃよう 9. さんしょううお 10. しおさい 11. ひょうへき 12. ちんもく

331日

親子親戚関係

——線部の読み方をひらがなで、□は漢字を書きましょう。

1 甥

2 姪

3 義父

4 従兄弟

5 婿

6 曽祖父

7 □《まご》

8 □《よめ》

9 □《はい》□《ぐう》者《しゃ》

10 □《しゅうとめ》

11 □《お》父《じ》　父母《ぼ》の兄《あに》。

12 □《お》母《ば》　父母《ぼ》の妹《いもうと》。

3748問 達成！

得点　　／12

月　　日

329日の答え ▶ 1.つな 2.つか 3.かえり 4.つくろ 5.たんれん 6.なついん 7.録画 8.搬出 9.考慮 10.検索 11.指導 12.梱包

332日

政治にちなんだことば

――線部の読み方をひらがなで、□は漢字を書きましょう。

3760問達成！

月　日

得点　／12

1. 解散《かいさん》総選挙（　　）
2. 牛歩戦術《せんじゅつ》（　　）
3. 比例代表制《だいひょうせい》（　　）
4. 官房機密費《きみつひ》（　　）
5. 施政方針演説《ほうしんえんぜつ》（　　）
6. 首相《しゅしょう》官邸（　　）
7. □《しゅう》議院《ぎいん》
8. □《さん》議院《ぎいん》
9. 内閣《ないかく》□□《そうり》大臣《だいじん》
10. □□《しじ》政党《せいとう》
11. 三権《さんけん》□□《ぶんりつ》
12. 公共《こうきょう》の□□《ふくし》

330日の答え▶ 1.さえぎ 2.だんきゅう 3.すその 4.とこやみ 5.はないかだ 6.斜面 7.銀世界 8.月影 9.千切 10.瞬

333日

二十四節気（一年を二十四に分けた名称）

——線部の読み方をひらがなで書きましょう。

1 小雪（　　　）

2 処暑（　　　）

3 霜《そう》降（　　　）

4 大寒（　　　）

5 寒露（　　　）

6 春分（　　　）

7 大雪（　　　）

8 白露《ろ》（　　　）

9 立冬（　　　）

10 秋分（　　　）

11 冬至（　　　）

12 小寒（　　　）

3772問達成！

月　日

得点　／12

331日の答え ▶ 1.おい 2.めい 3.ぎふ 4.いとこ 5.むこ 6.そうそふ 7.孫 8.嫁 9.配偶 10.姑 11.伯 12.叔

334日

日本の地名（関西）

——線部の読み方をひらがなで、□は漢字を書きましょう。

3782問達成！

月　日

得点　／10

1 堺市《し》（大阪府《おおさかふ》）
大阪第二《おおさかだいに》の都市《とし》。

（　　）

2 嵐山（京都府《きょうとふ》）
竹林《ちくりん》と渡月橋《とげつきょう》が有名《ゆうめい》。

（　　）

3 吹田市《し》（大阪府《おおさかふ》）
大阪万博《おおさかばんぱく》の開催地《かいさいち》。

（　　）

4 由良町《ちょう》（和歌山県《わかやまけん》）
白崎海岸《しらさきかいがん》の眺《なが》めが有名《ゆうめい》。

（　　）

5 枚方市《し》（大阪府《おおさかふ》）
大阪市《おおさかし》と京都市《きょうとし》の中間地点《ちゅうかんちてん》。

（　　）

6 □《き》の川市《かわし》（和歌山県《わかやまけん》）
北側《きたがわ》は大阪《おおさか》に面《めん》している。

7 □《こう》□《か》市《し》（滋賀県《しがけん》）
有名《ゆうめい》な忍者《にんじゃ》の町《まち》。

8 □《う》□《じ》市《し》（京都府《きょうとふ》）
お茶《ちゃ》の産地《さんち》で有名《ゆうめい》。

9 □《あし》□《や》市《し》（兵庫県《ひょうごけん》）
日本有数《にほんゆうすう》の高級住宅街《こうきゅうじゅうたくがい》。

10 □《きし》□《わ》□《だ》市《し》（大阪府《おおさかふ》）
だんじり祭《まつ》りで有名《ゆうめい》。

332日の答え ▶ 1.せんきょ 2.ぎゅうほ 3.ひれい 4.かんぼう 5.しせい 6.かんてい 7.衆 8.参 9.総理 10.支持 11.分立 12.福祉

335日

季節のことば（冬）

——線部の読み方をひらがなで、□は漢字を書きましょう。

1 風花（　　　　）
晴天《せいてん》に降《ふ》る雪。

2 厳冬（　　　　）

3 木枯らし（　　　　）

4 吹雪（　　　　）

5 雪達磨（　　　　）

6 極寒（　　　　）

7 □《はつ》雪

8 □《しも》□《ばしら》

9 □《そこ》□《び》え

10 雪□《がっ》□《せん》

11 □《ひょう》□《てん》下《か》

12 冬《ふゆ》□《げ》□《しょう》
雪が降《ふ》り積《つ》もって真《ま》っ白《しろ》な様子《ようす》。

3794問 達成！

月　日

得点　／12

333日の答え ▶ 1.しょうせつ 2.しょしょ 3.こう 4.だいかん 5.かんろ 6.しゅんぶん 7.たいせつ 8.はく 9.りっとう 10.しゅうぶん 11.とうじ 12.しょうかん

336日

偉人

——線部の読み方をひらがなで、□は漢字を書きましょう。

1 平賀《ひらが》源内（　　　）

2 伊能忠敬《ただたか》（　　　）

3 葛飾《かつしか》北斎（　　　）

4 新渡戸稲造《いなぞう》（　　　）

5 吉田《よしだ》松陰（　　　）

6 西郷《さいごう》隆盛（　　　）

7 杉田《すぎた》□《げん》□《ぱく》

8 福沢《ふくざわ》□《ゆ》□《きち》

9 坂本《さかもと》□《りょう》□《ま》

10 樋口《ひぐち》□《いち》□《よう》

11 野口《のぐち》□《ひで》□《よ》

12 与謝野《よさの》□《あき》□《こ》

3806問達成！

月　日

得点　／12

334日の答え▶ 1. さかい 2. あらしやま 3. すいた 4. ゆら 5. ひらかた 6. 紀 7. 甲賀 8. 宇治 9. 芦屋 10. 岸和田

337日

風を表すことば

――線部の読み方をひらがなで、□は漢字を書きましょう。

1 順風　追《お》い風《かぜ》。（　　）

2 暴風　激《はげ》しく吹《ふ》く風《かぜ》。（　　）

3 偏西風　西《にし》から東《ひがし》へ吹《ふ》く風《かぜ》。（　　）

4 薫風　初夏《しょか》のころに若葉《わかば》の香《かお》りを運《はこ》ぶ風《かぜ》。（　　）

5 貿易風　南北《なんぼく》から赤道《せきどう》へ向《む》かって吹《ふ》く風《かぜ》。（　　）

6 □《きた》風《かぜ》　きたから吹《ふ》く冷《つめ》たい風《かぜ》。

7 □《び》風《ふう》　「そよかぜ」とも読《よ》む。

8 □《しっ》風《ぷう》　激《はげ》しく素早《すばや》く吹《ふ》く風《かぜ》。はやて。

9 □《きょう》風《ふう》　つよい風《かぜ》。

10 □《しお》風《かぜ》　海《うみ》から吹《ふ》く塩分《えんぶん》を含《ふく》む風《かぜ》。

3816問達成！

月　日

得点　／10

335日の答え▶ 1. かざば（は）な 2. げんとう 3. こが 4. ふぶき 5. ゆきだるま 6. ごっ（く）かん 7. 初 8. 霜柱 9. 底冷 10. 合戦 11. 氷点 12. 化粧

338日

ときを表すことば

――線部の読み方をひらがなで、□は漢字を書きましょう。

3828問達成！

月　日

得点　／12

1　暁（　　）太陽《たいよう》が昇《のぼ》る前《まえ》のほの暗《ぐら》いころ。

2　曙（　　）少《すこ》しずつ夜《よ》が明《あ》け始《はじ》めるころ。

3　黄昏時（　　）夕暮《ゆうぐ》れのころ。

4　宵（　　）日《ひ》が暮《く》れて間《ま》もないころ。

5　鶏鳴（　　）一番《いちばん》どりが鳴《な》くころ。夜明《よあ》け。

6　入相（　　）夕暮《ゆうぐ》れのころ。

7　□《しん》□《や》番組《ばんぐみ》を観《み》る。

8　※□《はく》□《じつ》の商店街《しょうてんがい》。　※真昼《まひる》。

9　□《ゆう》□《こく》までに帰宅《きたく》する。

10　□《にち》□《ぼつ》の時間《じかん》が早《はや》くなる。

11　※ひ□《ざか》りを避《さ》けて外出《がいしゅつ》する。　※太陽《たいよう》がぎらぎら照《て》りつけるとき。

12　草木《くさき》も眠《ねむ》る丑《うし》※□《み》つ時《どき》。　※午前《ごぜん》2時《じ》から午前《ごぜん》2時《じ》30分。

336日の答え▶ 1.げんない 2.いのう 3.ほくさい 4.にとべ 5.しょういん 6.たかもり 7.玄白 8.諭吉 9.龍（竜）馬 10.一葉 11.英世 12.晶子

339日

家具

——線部の読み方をひらがなで、□は漢字を書きましょう。

3840問 達成！

月　日

得点　／12

1 椅子

2 下駄箱

3 寝具入《い》れ

4 傘立て

5 箪笥

6 絨毯

7 □《つくえ》

8 柱《はしら》□《ど》□《けい》

9 □《い》□《しょう》ケース

10 □《しょう》□《めい》器具《きぐ》

11 □《しょっ》□《き》□《だな》

12 □《け》□《しょう》□《だい》

337日の答え ▶ 1.じゅんぷう 2.ぼうふう 3.へんせいふう 4.くんぷう 5.ぼうえきふう 6.北 7.微 8.疾 9.強 10.潮

340日

喜怒哀楽（怒り）

——線部の読み方をひらがなで、□は漢字を書きましょう。

3850問達成！

月　日

得点　／10

1 すごい剣幕で喚《わめ》く。（　　）

2 烈火のごとく怒《おこ》る。（　　）

3 柳眉を逆立《さかだ》てる。（　　）
美《うつく》しい人《ひと》が怒《おこ》る様子《ようす》。

4 地団駄を踏《ふ》む。（　　）

5 不興を買《か》う。（　　）

6 声《こえ》を□《あら》らげる。

7 すっかりお□《かんむり》である。※
※怒《おこ》っている・不機嫌《ふきげん》な様子《ようす》。

8 ミスを□《しっ》□《せき》する。

9 我慢《がまん》の□《げん》□《かい》だ。

10 怒《いか》り□《しん》□《とう》に発《はっ》する。

338日の答え ▶ 1.あかつき 2.あけぼの 3.たそがれどき 4.よい 5.けいめい 6.いりあい 7.深夜 8.白日 9.夕刻 10.日没 11.盛 12.三

341日

海にちなんだことば

——線部の読み方をひらがなで、□は漢字を書きましょう。

3860問達成！

月　日

得点　／10

1　潮風が気《き》持《も》ちいい。（　　）

2　※波止場で休《やす》む。（　　）
※船《ふね》が着《つ》くところ。港《みなと》。

3　※干潟の生《い》き物《もの》。（　　）
※しおが引《ひ》いた泥《どろ》と砂《すな》がある場所《ばしょ》。

4　船旅を楽《たの》しむ。（　　）

5　満潮の時間《じかん》を見《み》る。（　　）

6　※大陸《たいりく》□《だな》に生息《せいそく》する。
※大陸《たいりく》や島《しま》に隣接《りんせつ》する浅《あさ》い海底《かいてい》。

7　東京《とうきょう》※□《わん》で船《ふね》に乗《の》る。
※内陸《ないりく》に入《はい》り込《こ》んだ部分《ぶぶん》。

8　※波《なみ》□《まくら》に慣《な》れない。
※船《ふね》の中《なか》で寝《ね》ること。

9　※海《かい》□《こう》の深《ふか》さを調《しら》べる。
※海《うみ》の底《そこ》の長《なが》く狭《せま》い、深《ふか》い場所《ばしょ》のくぼ地《ち》。

10　□《りん》海学校《かいがっこう》に行《い》く。

339日の答え▶ 1.いす 2.げたばこ 3.しんぐ 4.かさた 5.たんす 6.じゅうたん 7.机 8.時計 9.衣装（裳）10.照明 11.食器棚 12.化粧台

342日

難読地名

――線部の読み方をひらがなで書きましょう。

1 尾道市《し》（広島《ひろしま》県《けん》）

2 石和町《ちょう》（山梨《やまなし》県《けん》）

3 天満（大阪《おおさか》府《ふ》）

4 信楽町《ちょう》（滋《し》賀《が》県《けん》）

5 難波（大阪《おおさか》府《ふ》）

6 美作市《し》（岡山《おかやま》県《けん》）

7 壬生町《まち》（栃木《とちぎ》県《けん》）

8 太秦（京《きょう》都《と》府《ふ》）

9 門司区《く》（福岡《ふくおか》県《けん》）

10 西表島《じま》（沖縄《おきなわ》県《けん》）

11 不知火町《まち》（熊本《くまもと》県《けん》）

12 安曇野市《し》（長野《ながの》県《けん》）

3872問達成！

月　日

得点　／12

340日の答え ▶ 1. けんまく 2. れっか 3. りゅうび 4. じだんだ 5. ふきょう 6. 荒 7. 冠 8. 叱責 9. 限界 10. 心頭

343日

よく使う三字熟語

——線部の読み方をひらがなで、□は漢字を書きましょう。

1 檜舞台（　　　　）

2 土壇場（　　　　）

3 醍醐味（　　　　）

4 蜃気楼（　　　　）

5 既得権（　　　　）

6 麒麟児（　　　　）

7 未《み》□《ぞ》□《う》

8 感《かん》□《む》□《りょう》

9 □《ど》□《がい》視《し》

10 □《ぜん》□《ご》策《さく》

11 音《お と》□《さ》□《た》

12 真《しん》□《こっ》□《ちょう》

3884問達成！

月　日

得点　／12

341日の答え▶ 1．しおかぜ 2．はとば 3．ひがた 4．ふなたび 5．まんちょう 6．棚 7．湾 8．枕 9．溝 10．臨

344日

褒める表現

――線部の読み方をひらがなで、□は漢字を書きましょう。

3896問達成！

月　日

得点　／12

1　偉業《いぎょう》を称える。（　　　）

2　見目《みめ》麗しい方《かた》だ。（　　　）

3　流石の仕上《しあ》がりだ。（　　　）

4　端正な顔立《かおだ》ち。（　　　）

5　珠玉の一篇《いっぺん》。（　　　）

6　勝利《しょうり》に喝采を送《おく》る。（　　　）

7　□《ひ》の打《う》ち所《どころ》がない。

8　□《ぜつ》□《みょう》な味《あじ》わい。

9　□《かっ》□《こう》よい生《い》き方《かた》。

10　□《すぐ》れた頭脳《ずのう》の持《も》ち主《ぬし》。

11　打《う》てば□《ひび》くような返答《へんとう》。

12　□《たく》□《えつ》した技術《ぎじゅつ》だ。

342日の答え▶ 1.おのみち 2.いさわ 3.てんま 4.しがらき 5.なんば 6.みまさか 7.みぶ 8.うずまさ 9.もじ 10.いりおもて 11.しらぬひ 12.あづみの

345日

身の回りのことば　保険

――線部の読み方をひらがなで、□は漢字を書きましょう。

3908問達成！

得点　月　日　／12

1 盗難保険《ほけん》をかける。（　　）

2 介護保険《ほけん》を利用《りよう》する。（　　）

3 特約で補《おぎな》う。（　　）

4 全額《ぜんがく》補償される。（　　）

5 傷害保険《ほけん》の請求《せいきゅう》。（　　）

6 保険《ほけん》を契約する。（　　）

7 □《か》□《しつ》割合《わりあい》を確定《かくてい》する。

8 □《きょう》□《さい》保険《ほけん》に入《はい》る。

9 保険《ほけん》の□《がい》□《こう》員《いん》。

10 □《しゃ》□《りょう》保険《ほけん》で修理《しゅうり》する。

11 □《めん》□《せき》の金額《きんがく》を調《しら》べる。

12 解約時《かいやくじ》の□《へん》□《れい》金《きん》。

343日の答え ▶ 1.ひのきぶたい 2.どたんば 3.だいごみ 4.しんきろう 5.きとくけん 6.きりんじ 7.曽有 8.無量 9.度外 10.善後 11.沙汰 12.骨頂

346日

芸能の名前

——線部の読み方をひらがなで、□は漢字を書きましょう。

1 お囃子

2 浄瑠璃

3 曲芸

4 猿楽

5 白拍子

6 道化芝居《しばい》

(　　　)

7 □《き》術《じゅつ》　手品《てじな》などの不思議《ふしぎ》な技《わざ》。

8 □《し》吟《ぎん》

9 □《けん》劇《げき》　チャンバラ劇《げき》。

10 □《が》楽

11 □《こう》□《だん》　物語《ものがたり》などを朗誦《ろうしょう》する。

12 □《に》□《にん》羽織《ばおり》

3920問 達成！

月　日

得点　／12

344日の答え▶ 1. たた 2. うるわ 3. さすが 4. たんせい 5. しゅぎょく
6. かっさい 7. 非 8. 絶妙 9. 格（恰）好 10. 優 11. 響 12. 卓越

書き間違えやすい漢字

□に漢字を書きましょう。

1 そうは問屋《とんや》が□《おろ》さない。

2 差《さ》し□《つか》えがない。

3 隣《となり》の□《しば》□《ふ》は青《あお》い。

4 海辺《うみべ》の□《いな》□《か》町《まち》。

5 社長《しゃちょう》に□《じか》□《だん》□《ぱん》する。

6 商売《しょうばい》□《はん》□《じょう》を祈念《きねん》する。

7 両親《りょうしん》を□《き》□《づか》う。

8 □《へい》□《こう》感覚《かんかく》を養《やしな》う。

9 叫《さけ》びたい□《しょう》□《どう》を抑《おさ》える。

10 説明《せつめい》が□《し》□《り》滅裂《めつれつ》だ。

11 □《かん》□《ぺき》に覚《おぼ》える。

12 内容《ないよう》が□《ちょう》□《ふく》する。

3932問 達成！

月 日

得点 ／12

345日の答え ▶ 1. とうなん 2. かいご 3. とくやく 4. ほしょう 5. しょうがい 6. けいやく 7. 過失 8. 共済 9. 外交 10. 車両 11. 免責 12. 返戻

348日

街や生活

──線部の読み方をひらがなで、□は漢字を書きましょう。

3944問 達成！

月　日

得点 ／12

1 靴《くつ》の専門店《てん》に行《い》く。（　　）

2 なじみの理髪店《てん》。（　　）

3 喫茶店《てん》で休《やす》む。（　　）

4 月極《つきぎめ》の駐車場。（　　）

5 遊園地で楽《たの》しむ。（　　）

6 古《ふる》い電波塔。（　　）

7 新築《しんちく》□□《じゅうたく》。

8 □□《くうこう》に向《む》かう。

9 横断《おうだん》□□《ほどう》を渡《わた》る。

10 自動《じどう》□□《はんばい》機《き》で水《みず》を買《か》う。

11 □□□《こうみんかん》に集《あつ》まる。

12 □□□《ゆうびんきょく》で小包《こづつみ》を出《だ》す。

346日の答え▶ 1.はやし 2.じょうるり 3.きょくげい 4.さるがく 5.しらびょうし 6.どうけ 7.奇 8.詩 9.剣 10.雅 11.講談 12.二人

349日

動物を用いた慣用句

——線部の読み方をひらがなで、□は漢字を書きましょう。

1 蛇に睨《にら》まれた蛙《かえる》（　　）

2 鳶《とんび》が鷹を生《う》む（　　）

3 脱兎のごとく（　　）
たいへん素早《すばや》い様子《ようす》。

4 蜘蛛の子《こ》を散《ち》らす（　　）

5 鵜呑みにする（　　）

6 □《か》の鳴《な》くような

7 □《い》の中《なか》の蛙《かわず》

8 陸《おか》に上《あ》がった□□《かっぱ》

9 □《とら》の子《こ》
大切《たいせつ》にして手放《てばな》さずにいるもの。

10 獅子《しし》□□《しんちゅう》の虫《むし》
組織《そしき》の内部《ないぶ》で害《がい》をなす者《もの》。

3954問達成！

月　日

得点　／10

347日の答え ▶ 1.卸 2.支 3.芝生 4.田舎 5.直談判 6.繁盛 7.気遣 8.平衡 9.衝動 10.支離 11.完璧 12.重複

350日

雨を表すことば

――線部の読み方をひらがなで、□は漢字を書きましょう。

3964問達成！

月　日

得点　／10

1　入梅
つゆに入《はい》ること。
（　　）

2　狐《きつね》の嫁入り
晴《は》れているのにふる雨《あめ》。
（　　）

3　秋雨前線《ぜんせん》
秋に現《あらわ》れる停滞前線《ていたいぜんせん》。
（　　）

4　土砂降り
雨《あめ》が激《はげ》しくふること。
（　　）

5　遣らずの雨《あめ》
人《ひと》を引《ひ》きとめる雨《あめ》。
（　　）

6　□《ゆう》□《だち》
夏《なつ》のゆう方《がた》、雷《かみなり》を伴《ともな》う雨《あめ》。

7　□《ひ》雨《さめ》
雪《ゆき》や霙《みぞれ》に変《か》わる前《まえ》の冷《つめ》たい雨《あめ》。

8　□《ごう》雨《う》
大量《たいりょう》に激《はげ》しくふる雨《あめ》。

9　一《いち》□《じん》の雨《あめ》
ひとしきりふる雨《あめ》。

10　□《てっ》□《ぽう》雨《あめ》
大粒《おおつぶ》でてっぽうの玉《たま》のような強《つよ》い雨《あめ》。

348日の答え▶ 1．せんもん 2．りはつ 3．きっさ 4．ちゅうしゃじょう 5．ゆうえんち 6．でんぱとう 7．住宅 8．空港 9．歩道 10．販売 11．公民館 12．郵便局

351日

季節にちなむ言い回し（冬）

――線部の読み方をひらがなで、□は漢字を書きましょう。

3976問達成！

月　日

得点　／12

1 凍えるような寒《さむ》さ。（　　）

2 サンタからの贈り物《もの》。（　　）

3 寒《さむ》くて体《からだ》が震える。（　　）

4 降雪量《りょう》を気《き》にする。（　　）

5 スキー場《じょう》で滑る。（　　）

6 雪化粧した山《やま》。（　　）

7 クリスマスツリーを□《かざ》る。

8 草木《くさき》が□《か》れる。

9 □《あつ》□《で》の服《ふく》を着《き》る。

10 □《とし》□《こ》しの準備《じゅんび》をする。

11 □《さい》□《まつ》セールに行《い》く。

12 □《ねん》□《が》□《じょう》を書《か》く。

349日の答え ▶ 1.へび 2.たか 3.だっと 4.くも 5.うの 6.蚊 7.井 8.河童 9.虎 10.身中

352日

衣類・衣料品に関することば

――線部の読み方をひらがなで、□は漢字を書きましょう。

3988問達成！

月　日

得点　／12

1 足袋をはく。（　　）

2 帽子をかぶる。（　　）

3 木綿のシャツ。（　　）

4 襟を正《ただ》す。（　　）

5 皮革製品《せいひん》の手《て》入《い》れ。（　　）

6 祭《まつ》りの法被。（　　）

7 冬用《ふゆよう》の□《はだ》□《ぎ》。

8 □《きぬ》織物《おりもの》のストール。

9 □《はら》□《まき》をつける。

10 きらびやかな□《い》□《しょう》。

11 暖《あたた》かい□《がい》□《とう》。

12 □《け》□《がわ》のコート。

350日の答え ▶ 1.にゅうばい 2.よめい 3.あきさめ 4.どしゃぶ 5.や 6.夕立 7.氷 8.豪 9.陣 10.鉄砲

353日

敬語表現

——線部の読み方をひらがなで、□は漢字を書きましょう。

4000問達成！

月　日

得点　／12

1 栄誉《えいよ》ある賞《しょう》を賜る。（　　）

2 仰せのままに。（　　）

3 ご容赦下《くだ》さい。（　　）

4 愚考を重《かさ》ねる。（　　）

5 お歳暮《せいぼ》を頂戴する。（　　）

6 拙宅へお寄《よ》り下《くだ》さい。（　　）

7 椅子《いす》にお□《か》け下《くだ》さい。

8 どうぞ□《め》し上《あ》がって。

9 ご母《ぼ》□《どう》様《さま》はお元気《げんき》ですか。

10 ご□《そん》父《ぷ》の友人《ゆうじん》でした。

11 ご高《こう》□《さつ》を願《ねが》います。

12 御《ご》□《ほう》□《めい》は伺《うかが》っております。

351日の答え ▶ 1.ここ 2.おく 3.ふる 4.こうせつ 5.すべ 6.ゆきげしょう 7.飾 8.枯 9.厚手 10.年越 11.歳末 12.年賀状

354日

いろいろな野菜

——線部の読み方をひらがなで書きましょう。

1 茄子（　　）

2 胡麻（　　）

3 椎茸（　　）

4 紫蘇（　　）

5 蓮根（　　）

6 蕗の薹《とう》（　　）

7 隠元豆《まめ》（　　）

8 薩摩芋（　　）

9 馬鈴薯（　　）

10 自然薯（　　）

4010問達成！

月　日

得点

／10

352日の答え ▶ 1.たび 2.ぼうし 3.もめん 4.えり 5.ひかく 6.はっぴ 7.肌着 8.絹 9.腹巻 10.衣装（裳）11.外套 12.毛皮

355日

世界遺産の名所

――線部の読み方をひらがなで、□は漢字を書きましょう。

4020問達成！

月　日

得点　／10

1　天龍寺（京都市《きょうとし》右京区《うきょうく》）
（　　　）

2　厳島神社《じんじゃ》（広島県《ひろしまけん》廿日市市《はつかいちし》）
（　　　）

3　富岡製糸場《せいしじょう》（群馬県《ぐんまけん》富岡市《し》）
（　　　）

4　琉球王国《おうこく》のグスク（沖縄《おきなわ》本島《ほんとう》）
（　　　）

5　八幡製鐵所《せいてつしょ》（福岡県《ふくおかけん》北九州市《きたきゅうしゅうし》）
（　　　）

6　□《にっ》□《こう》東照宮《とうしょうぐう》（栃木県《とちぎけん》）

7　□《しら》□《かみ》山地《さんち》（青森県南西部《あおもりけんなんせいぶ》から秋田県北西部《あきたけんほくせいぶ》）

8　□《や》□《く》島《しま》（鹿児島県《かごしまけん》）

9　□《くま》□《の》参詣道《さんけいみち》（和歌山県《わかやまけん》・三重県《みえけん》・奈良県《ならけん》）

10　□《お》□《がさ》□《わら》諸島《しょとう》（東京都《とうきょうと》）

353日の答え ▶ 1．たまわ　2．おお　3．ようしゃ　4．ぐこう　5．ちょうだい　6．せったく　7．掛　8．召　9．堂　10．尊　11．察　12．芳名

356日

繁栄・幸運を表す四字熟語

――線部の読み方をひらがなで、□は漢字を書きましょう。

4030問達成！

月　日

得点　／10

1　安穏《あんのん》無事（　　）

2　錦衣玉食《ぎょくしょく》（　　）

3　栄耀《よう》栄華（　　）

4　五穀《ごこく》豊穣（　　）

5　暖《だん》衣《い》飽食（　　）

6　□《たい》□《あん》吉日《きちじつ》

7　安寧《あんねい》□《ちつ》□《じょ》

8　□《こう》□《きゅう》平和《へいわ》

9　□《こう》□《き》到来《とうらい》

10　□《は》□《がん》一笑《いっしょう》

354日の答え　1.なす　2.ごま　3.しいたけ　4.しそ　5.れんこん　6.ふき　7.いんげん　8.さつまいも　9.ばれいしょ　10.じねんじょ

357日

十二支

——線部の読み方をひらがなで書きましょう。

4042問達成！

月　日

得点　／12

1 丑

2 戌

3 午

4 酉

5 亥

6 卯

7 子

8 申

9 巳

10 寅

11 未

12 辰

355日の答え▶ 1.てんりゅうじ 2.いつくしま 3.とみおか 4.りゅうきゅう 5.やはた 6.日光 7.白神 8.屋久 9.熊野 10.小笠原

358日

数え方

□にあてはまる漢字を下から選んで書きましょう。

4050問達成！

月　日

得点　／8

1　植木《うえき》＝一《ひと》□《かぶ》

2　織物《おりもの》＝一《いっ》□《たん》

3　鏡《かがみ》＝一《いち》□《めん》

4　詩《し》＝一《いっ》□《ぺん》

5　将棋《しょうぎ》＝一《いっ》□《きょく》

6　船《ふね》＝一《いっ》□《そう》

7　ハサミ＝一《いっ》□《ちょう》

8　箪笥《たんす》＝一《ひと》□《さお》

編　反　棹　面　株　挺　艘　局

356日の答え▶ 1．ぶじ 2．きんい 3．えいが 4．ほうじょう 5．ほうしょく 6．大安 7．秩序 8．恒久 9．好機 10．破顔

359日

身近な食材

——線部の読み方をひらがなで、□は漢字を書きましょう。

4062問 達成！

月　日

得点　／12

1 寒天

2 竹輪

3 昆布

4 海苔

5 蕎麦

6 片栗粉《こ》

7 かつお□《ぶし》

8 □《あつ》揚《あ》げ

9 □《こ》□《むぎ》粉《こ》

10 □《はく》□《りき》粉《こ》

11 □《か》□《し》パン

12 たい□《や》き

357日の答え ▶ 1.うし 2.いぬ 3.うま 4.とり 5.い 6.う 7.ね 8.さる 9.み 10.とら 11.ひつじ 12.たつ

360日

テレビ・映画に関することば

――線部の読み方をひらがなで、□は漢字を書きましょう。

4074問
達成！

月　日

得点　／12

1　特撮技術《ぎじゅつ》を駆使《くし》する。（　　）

2　製作総《せいさくそう》指揮を担《にな》う。（　　）

3　音響演出《えんしゅつ》の担当者《たんとうしゃ》。（　　）

4　画コンテを制作《せいさく》する。（　　）

5　試写会へ行《い》く。（　　）

6　印象的《いんしょうてき》な台詞。（　　）

7　□《とく》□《しゅ》メイクで変身《へんしん》する。

8　最新《さいしん》の舞台《ぶたい》□《そう》□《ち》。

9　映画《えいが》□《かん》□《とく》を夢見《ゆめみ》る。

10　すばらしい□《きゃく》□《ほん》。

11　過去最高《かこさいこう》の□《かん》□《きゃく》動員数《どういんすう》。

12　日常《にちじょう》を描《えが》く□《ぐん》□《ぞう》劇《げき》。

358日の答え ▶ 1.株 2.反 3.面 4.編 5.局 6.艘 7.挺 8.棹

361日

日本の文化　和楽器

——線部の読み方をひらがなで書きましょう。

4084問達成！

月　日

得点　／10

1 琵琶（　　）

2 鼓（　　）

3 和太鼓（　　）

4 銅鑼（　　）

5 よさこい鳴子（　　）

よさこい祭《まつ》りで使《つか》う、手《て》に持《も》ち打《う》ち鳴らす楽器《がっき》。

6 琴（　　）

7 尺八（　　）

8 横笛（　　）

9 大正琴（　　）

10 三味線（　　）

359日の答え▶ 1.かんてん 2.ちくわ 3.こ（ん）ぶ 4.のり 5.そば 6.かたくり 7.節 8.厚 9.小麦 10.薄力 11.菓子 12.焼

362日

物を用いた慣用句

——線部の読み方をひらがなで、□は漢字を書きましょう。

4096問達成！

月　日

得点　／12

1 一旗揚《あ》げる（　　）

2 切羽詰《つ》まる（　　）

3 相槌を打《う》つ（　　）

4 蓋を開《あ》ける（　　）

5 灸を据《す》える（　　）

6 籠の鳥《とり》（　　）

7 乗《の》りかかった□《ふね》

8 □《よこ》□《ぐるま》を押《お》す

9 絵《え》に描《か》いた□《もち》

10 □《かま》をかける

11 □《はん》で押《お》したよう

12 □《かた》□《ぼう》を担《かつ》ぐ

360日の答え▶ 1．とくさつ 2．しき 3．おんきょう 4．え 5．ししゃかい 6．せりふ 7．特殊 8．装置 9．監督 10．脚本 11．観客 12．群像

363日

お正月の食べ物

――線部の読み方をひらがなで、□は漢字を書きましょう。

4106問達成！

月　日

得点　／10

1 金柑の甘露《かんろ》煮《に》（　　）

2 棒鱈の煮《に》つけ（　　）

3 茶巾絞《しぼ》り（　　）

4 七草粥（　　）

5 鰊の昆布《こぶ》巻《ま》き（　　）

6 干《ほ》し□《がき》

7 出汁《だし》巻《ま》き□《たまご》

8 □《かがみ》餅《もち》

9 車《くるま》□《え》□《び》のうま煮《に》

10 □《こう》□《はく》なます

361日の答え ▶ 1．びわ 2．つづみ 3．わだいこ 4．どら 5．なるこ 6．こと 7．しゃくはち 8．よこぶえ 9．たいしょうごと 10．しゃみせん

364日

住まい

——線部の読み方をひらがなで、□は漢字を書きましょう。

1 塀

2 扉

3 軒

4 寝室

5 納戸

6 書斎

7 □《い》□《ま》に集《あつ》まる。

8 □《かい》□《だん》を上《あ》がる。

9 子《こ》ども□《べ》□《や》をつくる。

10 広《ひろ》い□《せん》□《めん》所《じょ》。

11 □《だつ》□《い》所《じょ》の掃《そう》除《じ》。

12 □《かっ》□《て》□《ぐち》から入《はい》る。

4118問達成！

月　日

得点　／12

362日の答え 1.ひとはた 2.せっぱ 3.あいづち 4.ふた 5.きゅう 6.かご 7.船 8.横車 9.餅 10.鎌 11.判 12.片棒

365日

日本の伝統文化

——線部の読み方をひらがなで、□は漢字を書きましょう。

4130問 達成！

月　日

得点　／12

1 蒔絵

2 長唄

3 紬織《おり》

4 江《え》戸《ど》小紋

5 畳

6 義太夫節《ぶし》

7 □《ろう》曲《きょく》

8 平安《へいあん》□《しょう》□《ぞく》

9 □《うるし》工芸《こうげい》

10 □《でん》□《がく》 たんぼの神《かみ》をまつり歌《うた》った。

11 アイヌ□《こ》□《しき》舞踊《ぶよう》

12 □□《ゆかた》

●このページの答えは４ページです。

363日の答え ▶ 1.きんかん 2.ぼうだら 3.ちゃきん 4.ななくさがゆ 5.にしん 6.柿 7.卵 8.鏡 9.海老 10.紅白

366日

覚えておきたい　丁寧な表現

——線部の読み方をひらがなで、□は漢字を書きましょう。

4140問達成！

月　　日

得点　　／10

1　ご鞭撻お願《ねが》いします。（　　　）

2　拝受いたしました。（　　　）

3　ご高覧ください。（　　　）

4　拝察いたします。（　　　）

5　ご笑納ください。（　　　）

6　お気《き》遣《づか》い□《きょう》□《しゅく》です。

7　ご□《どう》□《けい》の至《いた》り。

8　お□《て》□《すう》をおかけします。

9　努力《どりょく》する□《しょ》□《ぞん》です。

10　そちらへ□《まい》ります。

●このページの答えは5ページです。

364日の答え ▶ 1.へい 2.とびら 3.のき 4.しんしつ 5.なんど 6.しょさい 7.居間 8.階段 9.部屋 10.洗面 11.脱衣 12.勝手口

川島隆太教授の脳トレ
実用漢字大全　日めくり366日

2019年３月19日　第1刷発行
2020年６月８日　第3刷発行

監修者　川島隆太
発行人　鈴木昌子
編集人　滝口勝弘
編集長　古川英二
発行所　株式会社　学研プラス
〒141－8415　東京都品川区西五反田2-11-8
印刷所　中央精版印刷株式会社

STAFF
編集制作　株式会社エディット
本文DTP　株式会社千里
校正　奎文館

この本に関する各種お問い合わせ先

●本の内容については　Tel 03-6431-1463（編集部直通）
●在庫については　Tel 03-6431-1250（販売部直通）
●不良品（落丁・乱丁）については　Tel 0570-000577
学研業務センター
〒354－0045 埼玉県入間郡三芳町上富279-1

上記以外のお問い合わせは下記まで。
Tel 03-6431-1002（学研お客様センター）

学研の書籍・雑誌についての新刊情報・詳細情報は、下記をご覧ください。
学研出版サイト　https://hon.gakken.jp/